別再吃進癌症

拒絕假食物，遠離經皮毒，打造不罹癌的好體質

DON'T

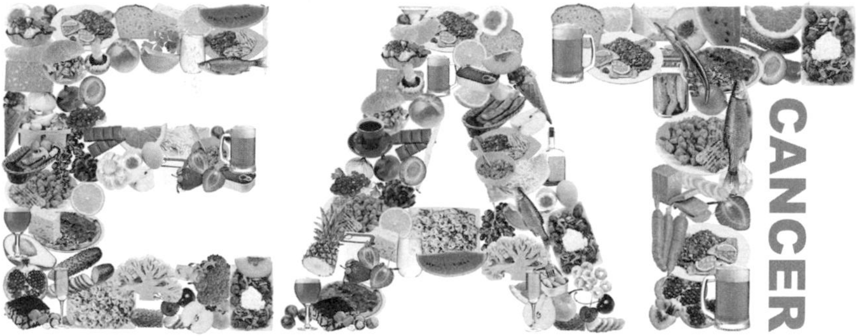

CANCER

西恩・大衛・科恩 Sean David Cohen 著／錢基蓮 譯

EAT

拒絕毒素，切斷疾病的糧食來源

本書提供一個革新的觀點：毋須動手術割掉疾病正在攻擊的部位，然後再用有毒的化學療法和有毒的放射線治療，而是直接切斷它的糧食毒素！用這個方法預防和殺死這個疾病，你覺得如何？讓我們在第一時間解決這個問題。現在該是你杜絕攝取化學物，切斷敵軍的供給線的時候了！我們像軍隊裡的將軍為了削弱敵軍的前線而這麼做，就會給予身體終極有利的戰鬥優勢。

※書裡的健康資料只是提供參考，並非自我治療的醫療指南。書裡資訊不可當做醫療諮詢，或是用以取代醫師的醫囑。不過，若是可以救你一命或是讓你愉快的延年益壽，那麼它就會帶給你更多力量。

〔推薦序〕癌症是吃出來的 麥克．亞當斯 010
〔推薦序〕拒絕食品隱藏毒素侵襲，你也可以輕鬆遠離癌症 趙函穎 014
〔作者序〕別再只想著要吃什麼，而是該學習別吃什麼 017
〔前言〕化學毒物就是癌細胞的養分 022

Part 1 越美味，越危險 035

01 人工代糖：甜蜜的毒藥 036
◆ 無糖更致命 038
◆ 五大常見的人工甜味劑 041
◆ 恐怖的人工甜味劑疾病 049

02 微波食物：癌細胞最愛的飲食 053
◆ 食物熟了，營養不見了 055
◆ 微波爐就是輻射爐 058
◆ 吃出來的癌症 060
◆ 會釋毒的容器與保鮮膜 063

Contents

03 **注射荷爾蒙的動物：速成肉類，「食」在不安心** 067

◆ 藏在肉品的致命毒物 068

◆ 喝遭生長激素污染的牛奶，就是在體內種下癌症種子 070

◆ 養殖場飼養的科學怪魚 072

04 **油炸食物：發現高溫下的真相** 075

◆ 高溫油炸的毒性產物 076

◆ 吃炸雞？那跟直接喝油沒什麼兩樣 079

05 **味精：可能是造成你偏頭痛的元凶** 082

◆ 安全無虞？其實是政府與廠商聯手合演的騙局 083

◆ 害人不淺的味精症候群 084

06 **基改食物：下一場食安風暴** 091

◆ 基改大揭密 091

◆ 把農藥吃下肚 093

◆ 假全麥之名、行毒害之實的麥麩飲食 096

◆ 吃進不快樂的動物，你也會變憂鬱 099

07 有機食物：有機不等於天然 …… 103
◆ 對有機食物的十個誤解 …… 104
08 飲料添加物：原來，好喝是因為加了這些可怕的東西！ …… 110
09 藥物：是治病還是致命？ …… 116
◆ 醫師不告訴你的藥物副作用 …… 117
◆ 越吃越「藥」命，何時該停藥？ …… 121

Part 2 無孔不入的經皮毒 …… 127

10 香菸裡的阿摩尼亞：為成癮而設計的無形殺手 …… 128
◆ 從皮膚入侵的癌細胞 …… 131
◆ 跟吸毒一樣難戒除 …… 132
11 香菸濾嘴：戒菸吧！劇毒就藏在這裡 …… 136
◆ 濾嘴濾不掉對健康的威脅 …… 137

Contents

◆ 廠商「奧步」大公開 139

121 牙齒美白劑：過氧化氫會增快癌變的速度 144

◆ 牙齒受傷，身體也不健康 145

◆ 你不知道的牙齒美白真相 148

13 荷爾蒙與體香劑：引發乳癌的兩大殺手 152

◆ 少吃紅肉，減少荷爾蒙導致乳癌的風險 154

◆ 體香劑中的鋁會使人失智罹癌 155

14 美妝品：讓皮膚吸毒的鄰苯二甲酸二丁酯 159

◆ 愛美付出的危險代價 161

◆ 塑化人生 162

〔結語〕我的避毒飲食法 165

◆ 吃對食物真的比吃藥更有效 166

◆ 果汁和綜合精力湯能健康延壽 170

〔謝辭〕 172

〔推薦序〕

癌症是吃出來的

以研發癌症藥品盈利的業者隱瞞大家的大真相，就是防癌其實非常簡單。大部分人只要別再日復一日、一口接著一口把一個又一個的毒素吃下肚子，就不會得癌症。

研發癌症藥品的業者身上繫著粉紅絲帶，砸下數以億計的經費，貌似在尋求癌症的「解藥」，其實卻根本不願正視在日常生活中防患未然這個更簡單的辦法。事實證明，治療癌症的方法一定要從坦誠討論引起癌症的原因著手，然而這種討論卻是這些業者絕對不願參加的。

為什麼？因為只要坦誠討論引起癌症的原因，說不定一不小心就發現了使罹癌率降低五成、六成甚至九成的方法。確確實實關注預防癌症之道的人就知道，在大多數情況下，癌症是一個人在不知不覺中讓自己吃下去的病。

每吃一口摻有亞硝酸鈉（這是在熱狗、香腸、培根、牛肉乾、三明治用的夾心肉常見的成分）的加工肉品，就是在提高自己罹患大腸癌、胰臟癌、腦部長腫瘤的危險。每吃一口用氫化油製作派皮的蘋果派，也是在提高罹癌的危險，最近非營利性公共教育網站——「天然消息食物分析檢驗所」（Natural News Forensic Food Lab）做的研究顯示，就連許多超級食物（抗氧化食物）、植物性蛋白質產品和美國農業部認證的有機產品也含有一定濃度的重金屬砷，這種有毒物質已知會引起罹癌風險。

癌症是吃出來的，這在速食界已是眾所周知的事實；癌症中心到處可見，醫療成本失控已司空見慣……這些現象在「被正常化」的美國文化中十分普遍。吃摻有許多致癌化學物質的加工食品和垃圾食品，無異是個人只追求滿足口腹之慾的「慢性自殺」。然而，這種自殺行為被社會接受並不代表其危害性就變小，事實上，美國的休閒食品如：披薩、甜甜圈、速食、人工食品，正是奪走人們的兄弟姊妹、父母，甚至兒童和嬰兒性命的罪魁禍首。其實只要簡單選擇可以防癌而非致癌的食物，用少少的經濟成本就有可能挽救他們的性命。

醫療機構用了五十年以上的時間，才終於醒悟吸菸會致癌的事實。《美國醫學會期刊》刊登跨頁駱駝牌（Camels）香菸廣告的時代當然早已過去，但是這個組織「販賣」癌症給讀者及關注健康議題者牟取暴利的事實並沒有改變。醫療機構要花多久時間才會承認現今受歡迎的食品也含有致癌物質，每年造成了數以百萬計的人死亡？倘若歷史可鑑，說不定要再花五十年。

在醫療機構對人們所吃的食物與罹癌危險之間的因果關係有所覺悟之前，你必須求助於比眾人更了解情況的教育工作者，像西恩．大衛．柯恩這樣的人以及這本書《別再吃進癌症》。透過他們的傳播，你會找到當代醫學還要再花五十年才會承認的答案。

當然，在此之前還會有數以百萬計的人死亡，但是只要擁有正確的資料，這些人的死亡幾乎百分之百可以預防。這本書以精確易懂的方式提供你這些資訊，我知道這些資訊不但可以鼓舞千千萬萬人生活得更健康，未來也可以在很大程度上拯救無數人的性命。

「別再吃進癌症」是金玉良言，也是人生的至理名言。

麥克・亞當斯

養生保健網（Natural News）食物研究總監

〔推薦序〕

拒絕食品隱藏毒素侵襲，你也可以輕鬆遠離癌症

每次在演講的時候，我都會問大家一個問題：「你們覺得自己吃得營養健康嗎？」

這幾年因為食安問題連環爆，民眾對飲食有非常多的不肯定和不安，幾乎沒什麼朋友會回答自己每天都吃得很營養健康，保證自己沒有吃進任何毒素！而衛服部開始規定台灣所有食品成分，都要完整標註在外包裝上的政策履行之下，更讓人覺得很驚恐！

走進大賣場，仔細看食品標示，發現大部分的加工食品都含有化學添加物，如：脫水蔬果的漂白劑（二氧化硫、亞硫酸鹽），標榜低卡的人工甜味劑（糖精、甜精、阿斯巴甜），增添食物風味的味精（谷氨酸鈉、麩胺酸、鳥嘌呤核苷磷酸二鈉、次黃嘌呤核苷乾磷酸二鈉），以及人工色素（黃色四號、黃色五號、紅色六號、紅色

四十號），基因改造的小麥、大豆及馬鈴薯等。以及沒有標示的隱藏危機，如：施打抗生素及吃骨粉或環境賀爾蒙汙染的飼料雞、豬、牛等，讓人們真的愈來愈無所適從，到底甚麼才是對健康有益處的食物？

其實當生物科技愈來愈進步，雖然產出大量的糧食，讓我們的生活獲得改善，但也有許多隱藏的致癌危機。這幾年臨床看到許多罹癌的朋友，在門診哭訴自己平常飲食很注意，但卻還是罹患癌症，殊不知這些市售標榜「低卡、天然、健康又美味」的食物中，隱藏許多人工化學陷阱。雖說每一樣添加物都是安全範圍，但總量攝取下來，也許早就超過我們人體肝腎可負擔的部分！

再加上現代人作息不正常，壓力又大，飲食中抗氧化的生鮮蔬果酵素、植化素及纖維素又普遍攝取不足，因此無法將這些毒素排出！而本書提供大家一個減少毒素攝入的概念，可以增加一些省思，讓民眾更了解可能致癌的毒素來源！

站在營養學的角度，我也建議大家：「雖然可能您已經吃進不少毒素，但也無須過度恐慌！只要從現在開始，多吃好食物！拒絕假食品！多新鮮蔬果！多運動以及多喝水！人體會有自癒能力來幫助體內環保及排毒！」

祝福大家都能遠離癌症的侵襲，養成不生病的好體質！

趙函穎
減肥班及各大媒體雜誌的專業諮詢營養師

〔作者序〕

別再只想著要吃什麼，而是該學習別吃什麼

小時候我只要偏頭痛或是肚子痛，或者是一整天無精打采，老媽就會追問我過去二十四小時裡吃了什麼東西。她會要我一一說出我喝下肚子的每一杯飲料和吃進的每一口食物，直到她搞清楚是怎麼回事為止。她多半認為我們慢性的小病小痛都是食物惹的禍，而且在盤問我和姊姊妹妹們吃了什麼東西之後，總是會找出造成我們病痛的罪魁禍首。

我決定不讓老媽的英明付諸流水，於是在腦海裡裝了那麼多關於食品中常見的化學物和添加劑有用的資訊之後，便決定付諸筆墨寫成書。因為我已經寫過兩本小說，所以這次要寫點不一樣的。

現在我終於有機會讓貯存在腦海裡的這些資訊，還有老媽和我的那些研究發現派上用場，用來幫助千千萬萬的人。把這些東西全部形

諸紙上的時候到了，只是癌症絕非是容易理解或說清楚的事。我發揮畢業自喬治亞大學新聞學系的所長，推動自己的寫作和出版生涯。

我在一九九〇年代末期曾在喬治亞州的雅典市教小學五年級，全天候包辦二十三個學生的所有學科，我的教學心得就是在傳遞資訊時要必須發揮無比耐心。有時候遇到非常重要技巧、觀點或概念的時候，我還必須在十五到三十分鐘內用五種不同的方法解講同樣的內容，直到大家聽懂為止。

我分享對癌症和防癌知識的方法很簡單，就是要確定讓你明白癌症是什麼、癌症如何對身體細胞不利、癌症從何而來、癌症何時蔓延，這樣你才會清清楚楚地明白該如何切斷癌細胞的食物。

有的人一看到那麼多的健康資訊，充斥在網路、書籍、新聞、電視、雜誌等各種媒體，就開始心慌意亂，不知該從何下手，不知道該相信什麼，因為這些東西太複雜了。而這也正是本書與眾不同之處，因為這本書是用非專業的用語寫給一般人看的。我既非醫師，也不是什麼醫療專家。癌症醫學很複雜，癌症患者或有癌症症狀者都應接受經過認證的醫療專業人員的指導。

但我是受過訓練的觀察員和研究員，可以把非常複雜的科學說得簡單易懂，會避免使用那些沒人聽得懂的醫學專有名詞與說法話，也會避免使用那些不足以讓人理解到能付諸行動、篩檢日常飲食的術語和行話。

無疑地，有些科學界的人士會對這本書中的觀點提出質疑或者拒不考慮這些看法，而且這些人十之八九會是化學物質製造商的支持者。他們認為加入食品中的化學物質「已證明」安全無虞，也受到符合安全檢驗最高標準的嚴密監管，同時他們還會援引一個又一個研究結果證明他們的觀點是正確的。

我要說的是，儘管個別產品含有的某種毒素或許是在「安全」範圍內，但是並沒有人評估吃下肚子的所有食物含有的防腐劑、添加劑及其他不良成分累積下來會產生什麼作用。一口一口地評估食物的安全性是不可能的事，因為主管單位並不考慮食物所含化學物的累積效應，所以身為消費者的你就必須要自己考慮。別依賴食品業者保護你，你要做的是保護好自己。

癌症是毒素在體內日積月累後產生的作用，這些毒素每天只要吃一點點，就會產生危害。以下是一些本書所依據的事實以及驚人的統計數據，希望在告訴你之後，可以讓你減少助長火勢的燃料，降低這些統計數據。

＊光是美國就有半數的男人和三分之一的女人罹癌，存活率通常是五成。這表示你這一生得癌症的機率很高。

＊美國食品藥物管理局允許加入飲食的化學物有七千多種，這些化學物會引起細胞突變、分裂、繁殖。

＊香菸中的阿摩尼亞會把正常的尼古丁變成游離的尼古丁，這類似在稱為

「快克」的毒品中用來加強古柯鹼作用的過程，可以使尼古丁的作用提高一百倍。

書中的每一章都有一種令人關切的食物、飲料、糖果和口香糖、人工代糖，還有個人護理產品、香菸、化妝品等相關重點，你會了解細胞在攝取太多化學物後如何發生突變，以及把這些東西從日常的飲食中掃地出門的方法，以逆轉這個過程。

打敗癌症是從找出並排除我們經常使用和吃下的化學物開始，因為這些東西足以使人送命，而且確確實實是透過許多稱為癌症的疾病奪人性命。所以別再只想著要吃什麼，而是該學習別吃什麼了！

〔前言〕

化學毒物就是癌細胞的養分

癌症有根，這些根就是以人們吃下肚子和塗在皮膚上的化學物為養分。當我們購買食物時，先察看包裝盒後面的成分；當我們烹煮食物並把它放進嘴巴裡，或是將物品塗抹在皮膚上時，先想想它對我們有什麼壞處。癒病之道，就是不繼續毒害已經中毒的細胞。

企業宛如蜘蛛，在食物、飲料、糖果、口香糖、嬰兒配方奶粉和乳液裡結著毒網，而癌症的蜘蛛網大軍則在揮兵攻擊渾然不察的人和弱者。

癌症是美國十四歲以下兒童最大的死亡原因。大企業使用他們明知有危險的化學物和副產品（顯然會致癌），只因為這些東西能幫他們賺更多錢，化學物能使產品的保存期限更長或是使賣相更好，味道更佳。食品公司的支持者辯稱防腐劑及其他化學物使食物更安全，因為食品不會變質，可以減少浪費，所以食物會更便宜。

或許吧，或許這麼做是可以降低超級市場的成本，但是真正的成本又是什麼呢？就是你的健康、醫藥費、身體不適。

人類目前的平均壽命是七十三歲。癌症會使百分之十六的人在還不到這個歲數時便撒手人寰，而且其中許多會是來不及長大的兒童。**癌症今年會奪走七十五萬人的性命，相當於一百個觀眾爆滿的超級盃足球場，**這些人將從這個世界上永遠消失。

那麼，我們就來聊一聊造成這個流行病的原因吧。

一定會罹癌的生活方式

會破壞細胞呼吸作用的化學物和化合物就是致癌物。因為細胞和肺臟一樣需要氧氣呼吸，當細胞的含氧量不足就會使癌細胞有可乘之機，引起不正常的細胞分裂和細胞突變，並攻擊已經變弱、受損、或有先天容易發生癌變的組織。

人體的器官如同被蜘蛛網困住的蛾，蜘蛛能感覺到獵物抵擋不住牠的攻擊，由化學變化引起突變並且攻擊變弱組織的細胞也同樣可以做到。大部分的癌細胞在X光片上看來就像蛛蛛網。你有沒有看過處於潛在階段的癌症X光片？看起來簡直就像蜘蛛緊緊包住昆蟲的時候，只不過換成人體來說，被包住的是器官。

一旦癌細胞在身體系統裡發展以後就非常難以阻擋，因為體內受損的細胞和組織很容易受開始在血液裡結網紮營的異常細胞影響，而基本上這些網的動力就是來自你我日復一日灌進身體系統的化學物。

如果你不了解所有這些毒藥的名稱，就會因循原來的方式，繼續吃假的糖、拿食物去微波，於是新近突變的細胞就會加入原有的「壞人」行列，在你的身體裡游走，尋找弱勢的器官作為宿主。可能是在陽光下一再被灼傷的皮膚，又或者是「被香菸燻」了二十年的肺臟，然後鳩占雀巢。

對許多（並非全部）老菸槍而言，癌細胞像蜘蛛網般在肺臟裡擴張，使苦主窒息而死。對女人而言，這幫突變的傢伙有時會以乳房為目標，因為乳房有一小塊腫瘤是從異常湧入的生長荷爾蒙發展而成，而這些生長荷爾蒙是因為吃下肚子的雞、豬、牛被注射類固醇後再被宰殺、處理。所有這些肉類都會讓我們致癌，但人們還是不停的吃。

速食則是另一個終極殺手，它會躲過人們的雷達潛入身體，因為食物便宜，熱呼呼的，供餐速度快又好吃。為什麼速食會把人的生命吸食殆盡？顯而易見是因為乳酪和奶油的緣故。不妨稍微想幾個癌症：肺癌、皮膚癌、腸癌、攝護腺癌、乳癌、肝癌、腎臟癌、胃癌，這些癌症一個接一個，沒完沒了。

✣ 政府、醫界與廠商是共犯結構

沒有人說身體健康是件容易的事，否則豈非人人都可以長命百歲！

你有沒有聽說過有人得了癌症後，醫師幫他開刀後對他說：「你可以出院了，我們已經切除腫瘤！」可是幾個月後癌細胞卻悄悄轉移到身體其他部位，令病人大驚失色。這是很令人難過的事。醫師起碼應該警告病人有復發的可能，並且指導病人適當的飲食，提供「避免食用化學物」的建議才對。

我知道發生過這種事的人不在少數，但是人們還是一直把化學物往肚子裡倒！**而且就連醫院也提供人工代糖**。「在幫我治病的醫師和護士們，麻煩給我一杯不加老鼠藥的冰紅茶，麻煩快一點！在你們幫我治病的同時，我要吃一點醫院自助餐廳含有麥麩的加工基改食物。對了，再給我一塊白板和一支筆，我有些問題要請教你們這些經營這個地方的人。」

要對醫界提出的大哉問是：有沒有可能動手術摘除腫瘤其實只是切除蜘蛛網正在攻擊的組織？若有些蜘蛛網沒有切乾淨會怎樣呢？這不就是因為化學物而致病的受害者在發現有「漏網之魚」後被叫回醫院的原因嗎？

醫界多數的做法並不正確，害大家繞著一個大圈子白跑。這是一個惡性循環，但唯有這樣他們才能持續發財。

一般超商的貨架上每四樣商品就有三樣含有毒素。大企業合法掩飾他們用來製造食品的化學物，使食物長得更大更漂亮、口感更香醇，味道當然也更鮮美。企業並不是想害死大家，他們只是不把它當一回事。他們在乎的是錢，若是化學物不能提高產品的整體市占率和銷售，或是無法用較低的成本獲得雙倍的利潤，他們乾脆就賄賂原本應該限制和（或）禁止核准使用這些化學物的政客或監管人員，使這些人「叛變」，而我們這些消費者最終付出的代價就是自己的生命。

✣ 癌症不是病

好好想一想下面這個化學治療警語的意思：「如果化療不成功，造成的損害有時會嚴重到免疫系統永遠無法復原。」做自己的研究員，並且找到一位使用精良的化療方案且已證明治癒率高的癌症專家。不妨想像一下人體沒有免疫系統的情形，那就像是愛滋病或是腎衰竭末期。

癌症有如火災，必須先切斷火源，接著才能撲滅火勢。大部分癌症是從淋巴蔓延，就像大火燒到燃料供給處。淋巴是清澈透明的液體，浸泡身體細胞，這就是癌細胞向四面八方擴散的據點。癌細胞把淋巴結當成彈弩使用，在血液裡游走，然後把新的癌細胞散播到身體其他的部位。

其實，癌症不是病，而只是突變的身體細胞聯合起來攻擊自己的身體。這跟生病不一樣，這是人體的內戰，只要吃化學物，那些壞蛋就會壯大起來，最後就要了你的命。要幫助自己的身體打敗癌症，要做的就是停止吃化學物，同時停止把化學物放進身體。

難道我們還處於穴居時代嗎？為什麼有那麼多人無視於運用常識預防癌症的方法？現在深吸一口氣，然後思考下面這個觀念：如果你家後院長了野草，你會拿著剪刀走過去只剪掉野草的頂端，認為這樣它們就會自己死掉嗎？這就是解決辦法嗎？非也。

你必須連根挖起才行。癌症有根，而這些根就是以人們吃下肚子和塗在皮膚上的化學物為養分。別再供應野草養分了吧，現在就當機立斷開始選擇比較健康的生活方式。

數以千計的圖書館和書店裡充斥著數以百萬計的書籍，告訴你吃什東西可以保持健康，希望擁有豐富的人生，長命百歲。可是大多數時候，重要的不是選擇吃什麼，而是沒有忌食什麼食物。

閱讀標籤，並把含有化學物的食物放回貨架上，克服你的壞習慣，它們就無法打動你。讓我們在採取行動前先停下來思考——當我們購買這個食物時，先察看包裝盒後面的成分；當我們烹煮這樣的食物並把它放進嘴巴裡，或是塗抹在皮膚上時，先想想它對我們有什麼壞處。治病的方法就握在我們的手中。癒病之道就是不繼續毒害已經中毒的細胞，如此一來健康的細胞就可以克盡其職。

最後，請容我稍微政治一下。別捐錢給只尋找治療問題末端方法的癌症基金會，要資助的是預防醫學；而且捐款時，務必確定這筆錢的絕大部分是用於科學研究，而不是淪為行政管理費用。我們應該開始增加癌症研究的支出，制定法規，把化學物趕出食品與乳液，而不是在成為事實之後才動手術從身體裡切除。

清除癌細胞

毒性有加乘作用，1＋1可能大於2

我們現在來複習一題簡單的算術。在數學裡2＋2＋2＋2＋2＋2＋2＋2，會得到16。但你把下列八個字加起來可以得到什麼簡單的答案呢？這些字的字義都是字典裡的意義。

* Food（食物）：放進一個有機體並用來作為營養、成長、修復、生命過程的材料；能量的來源。

* Agent（媒介）：方法；工具；代用品。

* Synthetic（合成）：不是真正的；人工生產的，特別是用化學的方法。

* Chemical（化學物質）：用來產生化學效應的物質。

* By-Product（副產品）：在主產品之外產生的東西。

* Carcingen（致癌物質）：引起癌症的媒介物。

* Mutation（突變）：遺傳性質突然或相對永久的改變。

* Corrosion（侵蝕）：逐漸腐蝕或被腐蝕，如生鏽或化學物質產生的作用。

答案：答對了，以上這幾個字加起來的總合就是癌症！

我們對這個悄無聲息的連環殺人犯還知道些什麼？

癌症有幾個簡單的定義：一個是身體裡的細胞毫無忌憚的增加時引起的有害生長；通常被認為是不好的東西，會蔓延並且帶來破壞。還有下面這個定義：社會的惡性腫瘤，或癌症的戰爭；提早結束生命。

你瞧，癌症會結束生命，就在你拼命工作了半輩子使自己有所成就，希望有朝一日用不著再工作，而且世界就在你身邊等你去充分享受的時候。

有些癌症無藥可醫，這對某些已經罹癌的人來說或許此言不虛；但對更多人而言，還是可以聽從一些常識性的建議，防患未然。

Part 1
越美味，越危險

01 人工代糖：甜蜜的毒藥

幾乎所有的人工代糖都會引起異常細胞失控地快速生長，久而久之就變成惡性腫瘤。一般來說，人體會拚命除掉這些毒藥，但是甜味卻騙過了它們，於是你的身體器官受騙上當，沒能濾除毒素。

如果你站在任何一家超商裡往左右兩邊看去，你會發現除了巧克力以外，每一種無糖的糖果或口香糖都充滿了化學物。

再從中任選一種，然後翻到後面去看成分，就會發現其中至少含有以下一種成分：山梨醇（Sorbitol）、蔗糖素（Sucralose）、糖精（Saccharin）、怡口（Equal）、善品糖（Splenda）、紐甜（NutraSweet）、二丁基羥基甲苯（BHT）、丁基羥苯甲醚

（BHA）、醋磺內酯鉀（acesulfame）、阿斯巴甜（aspartame）、Spoonful。

其中，丁基羥苯甲醚和二丁基羥甲苯這兩種添加劑與防腐劑完全是多餘的。這兩種密切相關的化學物是加到含油的食品裡以防止氧化，減緩腐敗的速度。加州已把它們列為致癌物質。

而山梨醇、蔗糖素、糖精更被合稱為「致癌三S」。

另外，在成分表上列在愈前面的，則表示產品所含的比例愈高。

清除癌細胞

甜蜜失控的起源

羅納・雷根一九八〇年就任總統，他當時依錫爾藥廠（Searle Pharmaceuticals）執行長唐納・倫斯菲爾的建議，立即開除美國食品藥物管理局局長，聘用亞瑟．海耶斯上任，而海耶斯便順利核准阿斯巴甜上市。

阿斯巴甜之前因為實驗室試驗結果證明有致癌作用，所以被禁用數十年。那十年中刮起減肥風，而臭名昭彰的倫斯菲爾及其支持者就靠這種代糖狠狠發了一筆財，這也是人類最大的食物災難之一。一九九一年美國食品藥物管理局腐敗的核准過程再度對蔗糖素做出讓步，接著是二〇〇三年的山梨醇。

✣ 無糖更致命

代糖或人工甜味劑是為了模仿糖和玉米糖漿的味道而加入的食品添加物。這些化合物是高甜度的甜味劑，甜度是蔗糖的許多倍，甚至可高到數百倍，通常提供的食物熱量較低。

但仔細注意的話，你就會發現這些化合物的甜味和口感顯著不同，是滑滑的，並且會留下一抹苦澀的餘味。

最近，愛爾蘭一家無糖汽水大廠就因為測出飲料含有會致癌的化學物質——苯，因而被迫從市場上回收商品。你以為可樂、汽水裡那**種滑溜怪異的餘味是什麼？就是苯這類的化學物質將苦味神奇地轉為甜味，欺騙身體喝下它，並且讓你還想要喝更多。**

猶有甚者，廠商現在又在根本不是像他們號稱的「無糖」的糖果裡加了蔗糖素、阿斯巴甜和醋磺內酯鉀。為什麼要這麼做？因為這些添加物可發揮軟化劑的作用，使口香糖軟一點，還能延長保存期限。

使用代糖不能毫無節制。當我們攝取有甜味而沒有熱量的代糖時，等於是在欺騙大腦和味蕾。因為當吃到甜食時，味覺系統原本傳達給大腦的訊號是有高熱量的食物準備進入，但是代糖的熱量卻很低，這時人們會覺得不滿足，需要補充更多的熱量，結果就會食慾大開，吃得更多。

以下是一些簡單的規則：記住，只要味道是甜的，通常是太甜，而且標籤上寫著「無糖（Diet）」、「低卡（Light）」或「零卡（Zero）」的東西，或許很可能是拜化學物之賜，含有至少一種主要的合成甜味劑。廠商喜歡把這些「老鼠藥」藏在標示為「低糖」的產品裡。尤其是暢銷品牌的冰淇淋和減肥飲料，更是像供應免費糖果般地大量提供這些化學物。

此外，你也可能要檢查牙膏、漱口水、隱形眼鏡藥水、減肥飲料，以及維他命和營養品了，特別是一些加味的兒童綜合維他命也不能漏掉。信不信由你，這些東西裡面都加了很多人工代糖，而且我說的是「很多」。合成的維他命在使腐敗的醫藥業致富之際，也提供癌細胞養分。

你能想像，當你為了更健康而吃綜合維他命時，這些維他命卻遭一些會殺死老鼠的東西，如：山梨醇、蔗糖素、阿斯巴甜、怡口、善品糖所污染嗎？這些化學物包括一些聽起來像正常天然成分的商品名稱，然而其中有一些卻會使老鼠產生腫瘤和癌症。

一般來說，**人體會拚命除掉這些毒藥，但是偽糖的甜味卻騙過了它們，於是你的身體器官受騙上當，沒能濾除毒素。**研究顯示有些化學物永遠不會離開人體，會殘留在人體內肝、腎、胰臟等淨化的器官裡逐漸累積。於是，你的腎、肝、脾、膽囊、胃、腸、以及其他許多重要的器官認不出毒素，就無法克盡其職為你排毒。

✣ 五大常見的人工甜味劑

人工代糖有致命的危險，是經過一段時間才會現形的沉默殺手！獨立的研究證明，幾乎所有的人造糖都會引起異常細胞失控地快速生長，久而久之就變成惡性腫瘤。

以下就是五種常見的人工甜味劑。

一、糖精

糖精是全世界最早使用的人工甜味劑，甜度是糖的三百五十倍，食用過量時，常造成口乾、噁心嘔吐或腸胃道不適等症狀。

動物實驗已顯示，糖精會引起膀胱癌、子宮癌、卵巢癌、皮膚癌、血管癌以及其他器官的癌症。在一九七〇年代的一些動物試驗也發現，非常高劑量的糖精可能會引發膀胱癌。

二、蔗糖素

蔗糖素是蔗糖的氯化衍生物，也就是以三個氯原子代替三個氫氧根而產生，甜度是蔗糖的六百倍。它聽起來好像是蔗糖，但其實是一種沒有營養的代糖，是從實驗室製造出的化合物。

大部分歐洲國家的醫療保健機制完善，不允許使用蔗糖素。善品糖的母公司嬌生集團（Johnson & Johnson）曾宣稱蔗糖素不會被身體吸收，但根據美國食品藥物管理局的「最終規定」報告，人體會吸收百分之十一到二十七的蔗糖素，其餘的會被排出體外。日本食品衛生委員會則指出，喝下的蔗糖素可能有高達百分之四十會被身體吸收，囤積在肝臟、腎臟、腸道，對整體健康產生不良影響。

曾經阿斯巴甜中毒的生物化學家詹姆斯・鮑恩警告社會大眾要小心善品糖。他說：「蔗糖素就是氯化糖。」鮑恩的研究也顯示，蔗糖素會使老鼠的胸腺（在人體免疫功能中有重要作用）收縮，並引起肝臟發炎。

三、山梨醇

至於山梨醇，它並非完全沒熱量。一公克的糖約可產生四大卡熱量，而一公克的山梨醇則約有兩大卡熱量。

山梨醇不易消化，若攝取過多（例如一天攝取二十至三十公克）可能會造成腹瀉。國外最新病例報告就顯示，過量攝取可導致體重驟減。

再看一下下面這個訊息：企業把山梨醇加入隱形眼鏡護理液。

Opti-Free隱形多功能護理藥水仍然含有這個成分，這是隱形眼鏡護理液都會添加的軟化劑。你能想像得到我們把這種化學物直接用在眼睛上嗎！說不定我應該乾脆用汽油來洗隱形眼鏡，然後再用嬰兒油「軟化鏡片」算了。

小朋友也在用這種化學物嗎？我相信是的。我十二歲時就開始戴隱形眼鏡了，很高興他們那時還沒有製造山梨醇！如果你的孩子在戴隱形眼鏡的話，千萬要注意。

四、阿斯巴甜

阿斯巴甜無疑是最糟糕的人造糖混合物，可以稱為「毒素之王」。這種代糖是大腸桿菌的副產品，會一步步慢慢的破壞中樞神經系統。美國食品藥物管理局每年接獲的投訴，有百分之七十五都與阿斯巴甜有關。

阿斯巴甜是合成的化學物質，由百分之五十的苯丙胺酸、百分之四十的天門冬胺酸、百分之十的甲醇組成，廣泛使用於數千種食物、飲料、糖果、口香糖、維他命、營養品，甚至是成藥。

※苯丙胺酸：就算只吃一次阿斯巴甜也會使血液中的苯丙胺酸含量升高。大腦有些部位可能有高苯丙氨酸血的情形，對嬰兒和胎兒尤其危險。由於嚙齒類動物代謝苯丙胺酸的效率高於人類，所以光是老

鼠實驗的測試和研究，不足以消除攝取阿斯巴甜對人體造成危害的疑慮。而腦部的苯丙胺酸含量過高會使血清素含量下降，導致情緒障礙，如憂鬱症。

※天門冬胺酸：天門冬胺酸是一種刺激性毒素，這表示它會過度刺激體內某些神經元直到神經元死亡為止。天門冬胺酸很像硝酸和味精，會造成體內的胺基酸失衡，導致腦部神經傳導物代謝中斷。

※甲醇：阿斯巴甜最顯著的危險在於吃下肚子後，甲醇（木醇）會傳送到身體各處，包括大腦、肌肉、脂肪和神經組織，然後被代謝形成甲醛（也就是屍體防腐劑），進入細胞與蛋白質和遺傳物質（DNA）結合。甲醇是危險的神經毒素與已知的致癌物，會損害眼睛的視網膜，干擾DNA運作，並可能引起先天性缺陷。

當局建議甲醇每日最大攝取量不得超過七．八毫克，但一公升由阿斯巴甜調味的飲料甲醇含量就超過五十毫克。大量食用含有阿斯巴甜產品者每天攝取的甲醇可能高達兩百五十毫克，超過EPA建議量的三十倍。

以上這三種成分都有危險性，而且每一個都已證明會造成數不清的副作用，危害健康。包括頭暈、頭痛、行為改變、幻覺、心情低落、噁心、麻痺、肌肉痙攣、體重增加、皮疹、倦怠、易怒、失眠、視力問題、聽力受損、心悸、呼吸困難、焦慮、語言不清、味覺失靈、耳鳴、眩暈、記憶衰退和關節痛。

還有，阿斯巴甜也會使許多疾病惡化，包括慢性疲勞症候群、腦瘤、癲癇、帕金森氏症、阿茲海默症、心智遲緩，尤其影響糖尿病甚鉅。多發性硬化症和全身性狼瘡的症狀和這種甜蜜毒藥產生的副作用也非常相近。

五、醋磺內酯鉀

他們讓這個化學物聽起來安全無害，好像只不過是鉀啊什麼的，可是這種害人的添加劑並未經過充分的試驗，它會致使動物得癌症，也就是說可能也會提高人類罹癌危險。

一九八七年，公共利益科學中心曾呼籲美國食品藥物管理局不要核准醋磺內酯鉀上市，可是管理局置若罔聞。

有多少人正在吃喝含有這種毒素的食品？這種食品毒素合法上市已有多久，美國食品藥物管理局為什麼不加以管制或是全面禁止？到底有多少人為這種常被稱為「甜蜜的悲慘」（sweet misery）的人工食品而投書食品監管機構？

醋磺內酯鉀是一種含有二氯甲烷（已知為致癌物質）的鉀鹽。醋酸內酯鉀與阿斯巴甜是不一樣的東西，但是這兩種食物常出現在同樣的產品中。有「甜蜜魔鬼」之稱醋磺內酯鉀的副作用報告很可怕：

「長期接觸二氯鉀烷可能引起噁心、頭痛、情緒問題、肝腎受損、視力問題，還有致癌的可能。醋酸內酯鉀也有可能導致低血壓。」

而且在所有人造代糖中，就屬醋酸內酯鉀最缺乏嚴格的科學審查。初步研究顯示，這種化學物與實驗室動物多種癌症的發展有關。這種致癌物質是從乙酰乙酸和氟磺酰異氰酸鹽中所衍生，後面那個成分聽起來就就像是在吃氰化物似的。

✣ 恐怖的人工甜味劑疾病

人工甜味劑疾病（Artificial Sweetener Disease，簡稱ASD）正在席捲美國，影響數以百萬計的消費者。而西方醫學卻說不出致病的真正的原因，這樣醫師才可以開出昂貴的藥劑，並且約診要患者在接下來數周去「檢查」身體。

他們把這些病稱為經常性頭痛、難以忍受的偏頭痛、憂鬱症、焦慮、肌肉痛、關節炎、耳鳴、慢性倦怠、組織纖維肌痛、腸躁症、柯亨氏症、炎症、胃酸逆流，但就是不把它稱為「人工甜味劑疾病」，否則病人就不再吃合成甜味劑，也不再上門看病了。

人工甜味劑疾病的症狀可能一夜之間出現變化，端看你吃了多少化學甜味劑，以及吃的是哪些化學甜味劑。有的化學物混合吃下肚子之後毒性會特別強，消費者可能出現從偏頭痛到嘔吐，或是從視力問題到胃痛的症狀。許多人還有中樞神經系統失調、痙攣、緊張不安和異常反射。而纖維組織肌痛、長期憂鬱症、腸躁症、胃酸逆流病例有百分之七十是攝取由美國食品藥物管理局核准食用的化學物所引起的。

美國前十大藥廠有百分之八十五的支出是用在為產品打廣告上，只有約百分之十五用於研究和安全檢驗。這些企業的執行長躋身美國收入排榜上前五十名，整體而言平均一年賺一百五十億美元，認股權更是高達這個金額的五倍之多。花一分鐘時間好好想一下，是誰因你生病而得利？

沒有處方藥可以治癒人工甜味劑製造出的問題，這種藥也永遠不會出現。但值得慶幸的是，其實治療人工甜味劑疾病絕對用不著花錢也用不著看醫師，不需要負擔健保自負額，也沒有任何副作用。治療人工甜味劑疾病的秘方就是：丟掉無糖口香糖和糖果，別再喝減肥飲料，並把所有標示「低糖」、「糖分為0」的食品和飲料丟進垃圾桶。事實上我有一天還發現全麥的英式鬆餅居然也含有蔗糖素。真是夠了！

清除癌細胞

天然糖份才是好糖

你應該吃紅糖、黃砂糖、蜂蜜，就連白砂糖也是經過漂白，所以還是不吃為上。我發現唯一可安全代替糖的是甜菊和木糖醇（xylitol）製造的天然草本產品。

甜菊中含有上百種植物化學物質，並且富含萜類化合物（Terpene）及黃酮，可以用來料理或直接當作調味料使用。木糖醇則是在動物、某些植物和微生物代謝時所會產生的一種天然物質，是以樺樹皮及蔬果的纖維所製成的低熱量甜味劑，能增強免疫力、預防退化性疾病及幫助抗老。

另外，天然的糖每茶匙只有十五卡熱量，所以想控制體重的人或許應該在咖啡或茶裡加天然的糖。而比較健康的減重方式包括以走樓梯代替搭乘電梯，車子停在距離目的地遠一點的地方再走過去，還有從當地的健康食品店買維他命。

02 微波食物：癌細胞最愛的飲食

經常使用微波爐，尤其是微波那些平常得烹調要花四到十分鐘才會熟的菜餚，就是在更改你體內的細胞活動。健康細胞在受損細胞和經輻射分解的化合物逼迫之下會進入緊急狀態，你的細胞被迫產生無氧能量，流失抗氧化的分子，這就是會致癌的情況。

微波爐的英文字為nuker，原意為核武器。把這些東西稱為nuker不是沒有道理的，因為它們會要我們的命！

簡單來說，微波爐就是用放射線照射食物。食物中的水分子在非常不穩定的速度下激盪振動，破壞食物的營養並使其結構變形，這就是產生熱能的原因。

你有沒有注意到，在照X光時，醫療人員會在重要的生殖器官上加蓋一層鉛毯？這麼做的目的，是要使生殖器官免遭這種癌症光線傷害。你為什麼要讓食物經過會使它突變的類似程序，然後再把它吃下去？

我不明白「方便性」何以會如此輕易在健康的戰爭中勝出。人類應明白的是，這種簡單方便迎來的是身體系統的生物效應，包括：延腦內部的退化（延腦就是大腦前額葉使人與其他非計畫性、非邏輯類動物有所不同的部位），以及許多長期累積的能量耗損，還有消化與分泌系統逐漸變弱。

透過微波爐裡的小托盤旋轉，徹底摧毀了所有的食物細胞結構，使那些已經充滿荷爾蒙和抗生素的細胞突變，變得有攻擊性。披薩上含有硝酸鹽的胡椒香腸，從微波爐中拿出來時還會在黑暗中發光。微波能讓冷凍雞肉瞬間解凍，但在加熱時也可能使食物過老、過熟到超過一千倍。

食品業者更用比家用微波爐密集數千倍的輻射處理食物，以消除食物中的雜質，只不過它們殺死的不只是雜質。細胞結構就是這樣被改變的。

各位家長，想要生下的孩子沒有先天性缺陷和病痛嗎？那你的做法就不對了。想要吃沒有細胞突變的食物嗎？那麼你的做法就有待商榷。如果還想活命的話，就拿出你的鉛毯吧。

✣ 食物熟了，營養不見了

主流醫學無法確認微波食品和癌症之間的關連，因為傳統醫學認為營養、飲食這兩者和疾病無關。說起來悲哀，但事實卻是如此。

今日大部分醫學著重的是細菌和基因，就只是這樣。疾病的治療是根據人造的藥品或手術，如果你想看更多證據的話，只要去看一看大部分醫院的食物就知道了，而且連醫院裡都還有微波爐（只是其輻射程度有所不同）。此外，醫院還提供加工食品、人工甜味劑、含有很多氫化加工處理的基改食用油（如玉米、芥花籽、棉花籽）的食物，甚至提供這些食品給瀕死的患者食用。

營養師知道加熱食物會破壞包括酵素在內的營養，特別是溫度達到攝氏四十三度以上時。這個經驗法則當然也有例外，只是不多。儘管如此，就算是用烘烤或水煮，都未必會像用微波那樣製造出致癌的食物。因為正常的烘烤或油炸等烹煮方式，是由外而內加熱食物，這是溫度會由高溫傳向低溫的熱動力學正常的作用。然而微波放射線的作用正好相反，熱是由內而外。怎麼會這樣呢？

所有微波爐都含有一個磁控管，就是一個管子，裡面的電子會受磁場及電場影響，產生一種二百四十五百萬兆赫（MHz）或是二・

四五千兆赫（GHz）的微波長輻射。研究顯示，微波爐使用電磁輻射，以每秒鐘一千億次的速度使分子、原子、細胞的分子極性反轉。沒有任何有機體受得了其內部的水分子長時間在這種磨擦下所產生的劇烈破壞力，就算是「低能量範圍」的毫瓦特也受不了。而這種使水分子激盪以摩擦生熱的方式，就是微波爐的核心功能。這也是為什麼食物的某些部位已經滾燙，但有些部分卻還是冷的原因。這種摩擦難以預料，微波爐也一樣。

輻射分解的化合物是由微波有機物質產生的。正常的烹煮也會產生這些東西，但是程度不太一樣。經常使用微波爐，尤其是微波那些平常烹調得要花四到十分鐘才會熟的菜餚，這樣做就是在更改你體內細胞的活動。健康細胞在受損細胞和經輻射分解的化合物逼迫之下會進入緊急狀態，你的細胞因而被迫產生無氧能量，流失抗氧化的分子，這就是會致癌的情況。

✣ 微波爐就是輻射爐

原來微波爐是納粹黨發明的。微波爐當時是他們的可移動式支援設備，稱為無線電飛彈（radiomissor）。這些微波爐原本預備用於侵略俄羅斯的行動，因為用電子設備大規模準備飯菜，既解決了炊用燃料的物流問題，又兼具大幅縮減製作食品時間的便利性。戰後盟軍還發現當初德軍使用微波爐時所做的醫學研究報告。

這些文件以及一些仍可使用的微波爐，便被轉送到美國與戰爭研究相關的部門，作為參考資料，並提供進一步的科學研究用。當時，蘇聯在國際間提出使用微波爐及類似波頻的電子裝置會有害健康的警告，而且無論就生物學和環境而言都有害，因為在所有檢測的食物裡幾乎都發現了致癌物質，而這些受檢測的物質皆未超過食用衛生所需的烹飪、解凍和加熱微波時間。這項研究雖然完整，但是並未在主流醫學間交流，因為微波爐在美國是筆大生意，沒人敢說真話揭發事實。

簡單而言，輻射是核衰變的結果。基本上，微波爐就是用輻射使食物及其包裝袋的分子結構衰變。**假使製造商把這個商品稱為「輻射爐」的話，現在還會不會這麼暢銷就非常值得懷疑了。**

大量使用微波爐的人會有淋巴系統功能失常的情形；引起癌症的自由基也會分解身體的組織，並使組織變質。一項短期研究發現，吃微波過的牛奶和蔬菜的人，血液出現令人不安的大變化。在藥物實驗室及生物科技食品業也採用類似的分子振盪或隔離方法。最重要的是，每一個微波爐都會產生電磁輻射外洩的情況，會破壞食物，並把物質轉化為毒害器官的危險食品。

美國百分之九十的家庭都有微波爐，但美國食品藥物管理局卻不全面禁止使用微波爐是不合理的。

✣ 吃出來的癌症

我一直在強調食物與癌症的關連性，是因為有百分之七十的癌症與飲食有關，因食物中的化學物質起了突變原的作用會推動癌症的形成，也是影響力僅次於菸草的癌症發展因素。

例如，義大利蒜味香腸、五香燻牛肉、火雞肉、火腿、以及大家愛吃的「高品質」大臘腸（bologna）等熟食肉中所含的硝酸鹽，都會在體內轉化為亞硝胺，是強力致癌物質。然而，**經過微波後的熱狗或其他富含硝酸鹽的食物，更會使致癌物質的問題複雜度呈倍數增加，所以絕對不要這樣做！**

尤其是這些食品在微波之後吃下肚子，血液DNA的基因序列可能會被改變，這些異常細胞就在攝取的化學物推動之下繁殖、前往身體各部位，有時候還會再生，這就是新陳代謝。逆轉這種情況最好的方式，就是吃對的脂肪，多攝取富含ω－3的食物，用微波烹調可能會降低魚類、肉品中不飽合脂肪酸的含量；用真正的礦泉水和有機果蔬使身體鹼化；並且利用未經改變、無毒的維他命和礦物質，來對抗之前攝食的化學物。

例如，β胡蘿蔔素就是種既能抗氧化又能抗癌的營養素。自由基是活潑的化合物，會損害組織，促進腫癌生長產生癌症，而β胡蘿蔔素就是它主要的敵人。這種抗氧化劑能保護身體免遭自由基破壞，促使身體產生免疫力，於是癌細胞將不太會繁殖和打勝仗。所以，強化細胞膜就對了，這樣細胞就比較不容易遭受攻擊。

清除癌細胞

微波食物的可怕陷阱

＊微波牛奶和穀物會把胺基酸轉化為致癌物質。

* 用微波解凍冷凍水果會把葡萄糖苷和半乳糖苷轉化為致癌物質。
* 不論是生的、熟的或冷凍的蔬菜，只要微波非常短的時間，就會把其中的植物生物鹼轉化為致癌物質。
* 經過微波後的植物會形成致癌的自由基，特別是根類植物。
* 吃微波過的食品會因為使腦部的電脈衝短路，造成永久性腦部損傷。
* 常吃微波食品會使男性和女性荷爾蒙停止分泌和（或）改變。
* 所有微波食品的礦物質、維他命和營養都會減少或改變，所以對人體的好處少之又少，甚至完全沒有好處。
* 微波過的食品會在胃和大腸引起有癌變的腫瘤。
* 常吃微波過的食物會降低免疫系統。
* 吃微波過的食物會造成記憶力衰退、精神不集中、情緒不穩

定、智力降低。

*微波過的食物會降低人體利用維他命B、維他命C、維他命E，以及其他重要礦物質的能力。

✣會釋毒的容器與保鮮膜

你聽過用保鮮膜包裹馬鈴薯後再微波，能保住濕氣嗎？食物外包裝註明要在塑膠膜上戳幾個孔是正確的做法嗎？製造盒子、容器、塑膠、化學染料的原料到底是什麼？如果這些東西跑進食物裡去會怎樣呢？

不論是塑膠、玻璃紙、硬紙板、發泡膠，因為大部分容器沒有產生明顯的融化或變熱現象，所以消費者就誤以為這些合成的盒子或外包裝沒有釋出毒素。然而新的研究顯示，這些毒素會進入食物的量遠大於預期，尤其是透過微波的方式。

美國食品藥物管理局聲稱，這些滲出的物質不會危及人體健康，並要消費者使用明確標示為適用於微波的容器和材質，但不要微波植物奶油盒和餐廳外賣的容器。還有，可用於微波爐的保鮮膜永遠不應直接接觸食物，許多保鮮膜的標示亦建議和食物之間要保持二．五公分距離；但在微波時，很多時候其實保鮮膜都是和食物一起被放進微波爐裡的。

因此，如果按照上述的「官方說法」，消費者購買加工食品後，保證會攝取到三倍的毒素，因為這些食品含有合成物質，用微波爐微波後，就會讓人將包裝袋裡經過輻射的化學物和蒸汽吃下肚。可怕吧！

我們先來說說保鮮膜。材質為聚氯乙烯（PVC）或聚偏二氯乙烯（PVDC）的保鮮膜，並不需要直接接觸便可轉移到食物，當施加於容器的溫度過高，就會把材質中的氯或其他添加物等有毒物質釋放出來。

再談到塑膠蓋及其容器，還有冷凍袋。它們會釋出鄰苯二甲酸酯和雙酚A等毒素，且釋出量的多寡視冷凍或烹調時間的長短，還有每一種微波爐的強度而定。其中，烤肉盤、塑料發泡容器、有塗料的硬紙板，以及大部分湯杯和泡麵杯等，都是危險等級最高的。

此外，還要注意植物奶油盒及其他所有塑膠容器的材質差別。有些標示資源回收標碼3（聚氯乙烯，PVC）或7（其他類）的塑膠容器的材質，其實有可能含有雙酚A。還有，優格、奶油、植物奶油、農家乾酪、酸奶油以及許多類似的食品都是裝在塑膠容器內出售，而這些容器很多都是以聚丙烯製造（塑膠5號PP），是最不能回收利用的塑料，大部分都市的資源回收中心甚至不回收這種容器。

以上這些問題要怎麼解決？就是立刻丟掉微波爐，只要用安全鍋具或是不鏽鋼鍋就好。然後，大幅減少使用塑膠製品，使用天然的代替品，如紡織品、實木、竹、玻璃。

清除癌細胞

環境荷爾蒙的毒害

雙酚A是一種化工原料，在塑膠製品的製造過程中，可以使產品具有質輕且不易碎的特性。至於鄰苯二甲酸酯，則多半添加在塑膠製品內做為塑化劑，以增加彈性、柔軟度及延展性。

這兩者都是環境荷爾蒙，會干擾動物體內的內分泌激素調節機制，也是不確定的致癌物質。

03

注射荷爾蒙的動物：速成肉類，「食」在不安心

在動物身上注射荷爾蒙，是為了讓它們快點長大。用商業的術語，就是提高生產效率。然而，荷爾蒙會殘留在肉類、蛋與牛奶裡，人類在吃了含有大量荷爾蒙的動物食品後，會使體內的雌激素提高，增加罹患乳癌的風險，小孩性發育也提前。

荷爾蒙使豬、雞、牛長得肥滋滋，但卻是形成乳癌和攝護腺癌的推動力，因為荷爾蒙會引起腫瘤，殺死攝取這種荷爾蒙的消費者。聰明的消費者懂得只吃農場飼養、不注射抗生素與荷爾蒙的動物，因為他們知道當中的區別。

✣ 藏在肉品的致命毒物

美國約有三分之二的牛隻被注射大量荷爾蒙，像是黃體激素、睪丸素、雌二醇、雌素二醇等，已知會擾亂人體自然的平衡，引起各種生物效應，包括引起男子的生殖器異常、使女孩子青春期提早來臨等。其中，雌二醇更被認為有致癌危險。

美國婦女罹患乳癌的比例比歐洲婦女更高，因為歐洲是禁止對牛隻使用這些荷爾蒙的。兒童對這些荷爾蒙更為敏感，這些荷爾蒙可能使他們突然長大或是乳房突然發育。切記，男孩和男人也會得乳癌。

另外一種可怕的風險，是肉類遭到致命藥物與細菌的污染。最近有一項研究所取得的大多數豬肉樣本，都含有細菌或有致命危險的藥物，又或兩者兼有之，像是會引起發燒、腹瀉、腹痛的細菌，或是含有其他潛在有害的細菌，包括沙門桿菌。

《消費者報導》刊物也指出，美國帶骨豬排和豬絞肉被發現含有大量對抗生素有抗藥性的有害細菌，以及一種使用於豬隻的生長荷爾蒙。

清除癌細胞

吉利丁是什麼東西？

吉利丁是來自被虐待、被餵食荷爾蒙、注射抗生素、病奄奄的、垂死、生病的動物，用這些動物的皮膚、軟骨、結締組織、腐爛的獸皮、骨頭製成。

全世界每年的吉利丁產量在三十萬公噸以上。不論是不是素食者，吞服裝在吉利丁膠囊裡的維他命和營養品的每一個人，可能是在吃遭感染的動物部位，一次一點點，一遍又一遍的吃。

✣ 喝遭生長激素污染的牛奶，就是在體內種下癌症種子

最近，連超級市場沃爾瑪也禁止販賣遭乳牛生長激素（rBGH）污染的牛奶，因為美國最近有許多大型超市意識到消費者要求牛奶必須不經過乳牛生長激素處理，因此連沃爾瑪最近也跟進了。沃爾瑪保證自己開發的品牌Great Value，其所販售的牛奶是來自不注射這種荷爾蒙的牛奶廠，而克羅格（Kroger）和喜互惠（Safeway）之類的大型超市的品牌也在脫胎換骨。就連星巴客也跟進使用無生長激素的牛奶。

然而，儘管部分大型超市傳出這個好消息，但是美國最傳統的非有機牛奶仍是來自使用生長激素的牛，因為這種基改荷爾蒙的目的是要增加牛奶的產量，幫牛奶廠賺進更多利潤。此外，生長激素會使牛隻的乳房過度下垂，很容易就發炎，而這又導致奶牛得使用較高劑量

的抗生素，如此造成惡性循環。無怪乎醫院現在出現連抗生素也控制不住的「超級細菌」，因為採用在下一段會提到的「集中飼養模式（CAFO）」的緣故，人類正快速地變得對所有的抗生素都產生免疫力。

有若干重要的獨立科學研究發現，乳牛生長激素這種荷爾蒙確實對人類健康構成嚴重危險。注射生長激素的乳牛含有的類胰島素生長因子－1（IGF-1，是廣泛存在於包括人體中一種具有重要生理作用的蛋白質）高出很多，會使人罹癌，尤其是乳癌與攝護腺癌，同時也可能得到像是大腸癌等其他癌症。

類胰島素生長因子－1的結構類似胰島素，會刺激細胞分裂，對兒童成長有重要影響。而使用生長激素的牛奶裡面的類胰島素生長因子－1，可高達正常含量的二十倍。而且，使用生長激素後，牛奶中所含的類胰島素生長因子－1被截短了，威力便高達自然分泌的四十倍，而且會嚴重破壞細胞的信號系統。

包括類胰島素生長因子－1在內的許多蛋白質，在人和老鼠的體內，都會完全被吸收到血流裡，嬰兒更是容易吸收，這是因為他們的血漿容量較少之故。有的科學家甚至表示，癌症有朝一日會被「種」在這些孩童身上。

越來越多的科學證據已足以讓包括加拿大、歐盟、日本在內各國的政府限制生長激素的使用。令人遺憾的是，美國食品藥物管理局並未跟進。

✣ 養殖場飼養的科學怪魚

環境不潔會致使細菌孳生，利用大規模的生產設施把動物密集關在一起的「動物飼養模式（CAFO）」，通常就會產生這種情形。

波士頓大學最近做的實驗室研究顯示，經常注射低劑量抗生素可能對細菌形成足夠的壓力，使其提高自發突變的機率，最終產生（超級）抗藥性的細菌，這個過程稱為突變形成。

養殖場所養殖的魚類（如：吳郭魚），通常意謂著池塘裡魚滿為患，而且水裡充滿阿摩尼亞和細菌，也充滿生長荷爾蒙及其他能達到期望產值的基改生物，以追求較高的獲利。譬如，改變一種熱賣的魚類的基因，使牠長得有原來的兩倍大。此外，基改鮭魚也可以與其他魚類交配，傳遞改造後的基因。

然而，根據一些最近研究基改吳郭魚的結論發現：「經由轉殖生長荷爾蒙基因改造的吳郭魚，頭部和背部都變形，生殖腺萎縮，而且礦物質含量降低。」

人們已經對食物的選擇感到失望，不知該如何是好，有的人仍然認為人工飼養的魚表示「池塘」的漁農有好好照顧魚，其實正好相反，他們是餵魚吃荷爾蒙，並把抗生素打進湖泊裡殺死會蔓延的細菌，同時湖裡滿是魚屎。**這無異於刻意培養癌症和使免疫功能失調！**或許蝌蚪和烏賊還不足以滿足這種新突變魚種的飼料之需。

想像這種科學怪鮭魚裝在大桶子裡，放在美國某個戒備森嚴的生物科技倉庫裡，等著被放生到大海，讓牠們得以攻擊其他鮭魚，並且吃一些鮭魚原本不吃的魚類，殺死鮭魚原本不會殺死的動物，就像所有現在吃這些魚的人那樣。

04

油炸食物：發現高溫下的真相

食物經過高溫油炸後，會產生大量的致癌物質丙烯醯胺。若攝取過量容易產生器官腫瘤，並傷害神經。對尚處於發育階段的幼童來說，因為解毒能力較差，長期吃含有丙烯醯胺的油炸食品，毒素易累積在體內產生病變。

浸在油鍋中酥炸的炸雞是大家最愛吃、但也是對身體最不好的食物之一。從很多方面來說，油炸食物會破壞身體與腦部，而且不只是長期累積會造成損害，就算是短期的傷害也是無可避免。

車子需要品質好又乾淨的汽油才能有效率地運作而不會拋錨，身體也需要能夠適當消化的食物，才不會阻塞這個得用一輩子而且僅此一部的身體機器。

✣ 高溫油炸的毒性產物

凡是像炸雞、洋芋片和薯條這種以高溫油炸的食物，都會形成有毒的丙烯醯胺（Acrylamide）。

丙烯醯胺原本是一種工業化學用品，後來發現它也普遍存在於高溫炒炸的食物中。當富含碳水化合物的食物在攝氏一百度以上的高溫油炸、烘烤或烘焙後，就會產生這種高毒性物質；超過攝氏一百五十度時，則會急遽出現。而烹調時間越長，產生的量也會越多。

許多健康專家認為由烹煮產生的這種化學副產物會提高癌症發生的機率，像是使罹患腎臟癌的機率提高六成，與卵巢癌也有密切關係。而且還具有神經毒性，會破壞周邊神經。

在我們生活中，含丙烯醯胺的食物相當多，除薯條、洋芋片外，包括經過烘焙製造的咖啡，經高溫、高壓處理的泡麵，也都含有丙烯醯胺。但在目前所有食物中，仍以馬鈴薯、玉米所製成的食品，丙烯醯胺含量最高。

抓一抓你的鮪魚肚或者捏一把屁股或大腿，再試試看能不能說服得了自己吃油炸食物沒什麼大不了。肥胖症基本上就是人們把油炸食物和丙烯醯胺當成脂肪囤積在體內，對大約三分之一的美國人來說，除非坐下來，否則這彷彿是無法卸下的隨身行李。

清除癌細胞

不可不知的油炸食物真相

※成人若每天吃下一包薯條，罹患癌症的風險將高出五百倍。
※油炸食物會阻塞動脈，並導致中風與阿茲海默症。
※阻塞的靜脈和動脈會引起心臟病發與動脈瘤。

※芥花油（菜籽油）是美國三種最常見的基改食物之一，幾乎所有餐廳和市面上每種油炸食品都使用這種油。

※芥花油是合成的，會使細胞缺氧，造成肺氣腫和呼吸窘迫，最後導致癌症。

※大部分的油炸食物都含有味精，以提高非生機食物的味道。

※吃油炸食物後服用胃藥更糟，因為會抑制身體分泌天然的酵素。胃藥也會使不好的鈣質增加，這種鈣質是保護寄生蟲和細菌感染的盔甲。

※人類食用的大部分肉類是來自於動物、家禽和人工養殖的魚類，這些都含有許多荷爾蒙和抗生素。

※油炸食物會促進發炎，引起各種關節問題。

※動脈斑塊會使血壓上升。

※馬鈴薯及大部分麵包（小麵包／披薩餅皮／口袋餅／墨西哥

玉米餅等）會吸收芥花油，也會在胃中變成糖分。

※基改、加工和油炸過的食物無法在體內完全分解，就算不是永遠，也會長時間滯留在腎臟、肝臟、腸道、攝護腺和結腸。

※糖和碳水化合物會增加細菌感染的危險，而且使人想吃更多這類食物，陷入惡性循環。

※無營養的熱量完全沒有營養，所以身體會不斷尋找其他有營養價值的食物。還有，「飽足感」消失得很快，導致暴食。

✣ 吃炸雞？那跟直接喝油沒什麼兩樣

在這裡要揭露一個殘酷的事實，就是食用油炸的炸雞和披薩，表示你正在殘害身體。基本上，油炸食物的油炸粉會吸飽芥花油，所以吃炸雞和烤披薩簡直和直接喝下油鍋裡的油沒有兩樣，這樣會增加體內的低密度或「壞」膽固醇。

動脈內部應該要光滑無阻，但是飽和脂肪、膽固醇和反式脂肪聚集會形成硬硬的堆積物（斑塊），然後就會像排水道被阻塞一樣，血流會完全堵塞，導致心臟病發或中風，尤其是在斑塊脫落的時候。

還有，脂肪越接近心臟，心臟運作時就越費力。對男性而言又比較不利，因為他們的肥胖多半是以肚子為中心囤積脂肪的「內臟脂肪型肥胖」，比女性更容易囤積油炸食物的屁股和大腿更接近心臟，這也是女性平均壽命比男性更長的原因之一。

烹調食物還是多用蒸、煮、滷等少油的方法會比較健康。如果你一直大吃特吃油炸食物，就需要為血管清除毒素和重新加強器官。攝取大量有機的維他命B，多吃蒲公英根和乳薊。定期排毒就像要為車子換機油一樣，是必須做的事。

清除癌細胞

創意油炸料理法

想要在家炸點東西來吃才不會覺得不滿足嗎？不妨將你最愛吃的蔬菜沾上蛋汁，放在麵包屑上滾一下，接著放在鍋中約四分之一吋深的橄欖油中把蔬菜炸成淡褐色後，翻面再炸一下就可以起鍋。洋蓟可以取代炸蝦和牡蠣，而磨菇則可以取代薯條，試試看吧。

05 味精：可能是造成你偏頭痛的元凶

食品業巨頭砸下重金，進行谷胺酸鈉（也就是味精）的醫學研究。而美國食品藥物管理局成員就包含食品業代表和說客，在他們的幫助下使味精核准上市，因此大部分醫師不會指責味精是引起頭痛、發炎、體重增加、肌肉疼痛或神經失調的原因。

谷胺酸鈉，也就是眾所周知的味精，是一種濃縮的鹽，加入食品中可增加口感。

這種谷胺酸鹽是一種人體可以自行產生的胺基酸，但是在商店貨架上的味精則是加工製造的，來自發酵的甜菜。因為這種味精是加工製造而來，所以可能引起很多不良的作用，包括皮疹、皮膚癢、蕁麻疹、噁心、嘔吐、偏頭痛、氣喘、心律不整、憂鬱症、甚至痙攣。

✣ 安全無虞？其實是政府與廠商聯手合演的騙局

自從味精有引起偏頭痛的惡名之後，食品界便賦予其新的名稱和新的形式，讓它能改頭換面重新出現，包括自溶酵母、酵母萃取、麥芽糊精、水解蛋白質、酪酸蛋白鈉、谷胺酸單鉀、組織蛋白。在成分表中注意谷胺酸鈉的消費者，通常並不知道它的別名。

含有最大量味精的食品有：加了很多香料的玉米片、許多湯品、某些中式食品、沙拉醬、香腸、熱狗、烤肉、薰肉、加工熟肉製品和醬汁，還有大部分的調味粉包如辣椒、肉汁、玉米餅調料、法式洋蔥沾醬、混合沾料粉。此外，味精還含有農藥年年春（Roundup）的基因，沒有從飲食剔除味精的消費者就會吃下加倍劑量的毒素。

止痛藥布洛芬（Ibuprofen）則是和味精完全相反的東西，這種常用的止痛藥是特別為紓解味精引起的頭痛症狀而設計的，但也只能暫時緩解而已。

因為味精很便宜，所以食品業可在品質較低的食品中加味精提味。目前食品業巨頭砸下重金進行谷胺酸鈉的醫學研究，就是希望能說服消費者相信它的安全。而美國食品藥物管理局成員就包含食品業代表和說客，在他們的幫助下使味精核准上市，因此大部分醫師（除了自然療法醫師）不會指責味精是引起頭痛、發炎、體重增加、肌肉疼痛或神經失調的原因。

✣ 害人不淺的味精症候群

幾乎人人都會受味精影響。食用味精會造成谷胺酸（在體內各部位都被當成神經傳導素使用，是一種重要的興奮性神經傳遞物質）激增，因此許多偏頭痛會伴有光敏性（對光敏感）和聲敏性（對聲音敏感），**這也是許多人必須在幽暗安靜的房間放鬆才能恢復的原因**。還有，耳朵的汗毛細胞也以谷胺酸為神經傳導素，所以過度刺激這些細胞可能導致耳鳴（或眩暈）。

味精還會影響肝臟與膽囊利用膽汁分解脂肪消化的方式，所以有很多人會有腹瀉，甚至膽囊炎。也有人會嘔吐或引起腸躁症。空腹食用，或是食用富含味精的產品時不喝水可能又特別危險。此外味精已知會跨越血腦屏障損害腦細胞，尤其是嬰兒。研究也證明味精可能致使母的動物不孕。

因為味精在食品成分表上的含量未加以管制，所以消費者無從得知自己吃下多少味精。不過，若味精在成分表上排列愈前面，表示產品中的含量愈高。

從現在開始，只在食物裡放天然的調味料，從此遠離味精吧！使用海鹽和新鮮大蒜或者有機蒜末為菜餚增添的風味，和味精的提味效果是一樣的。單品生活公司（Tastefully Simple）的大蒜粉（Garlic Garlic）或是洋蔥粉（Onion Onion），以及喬氏超市（Trader Joe's，一家標榜天然、環保、平價的美國連鎖超市）販售的的綜合香料（21 Seasoning Salute）都是很好的天然調味品，可提升食物的口感，但是不會引頭痛、噁心、或神經受損。

清除癌細胞

食在好毒！吃進黑心毒素的症狀反應

從以下這八個蛛絲馬跡可看出你是否攝取了有毒食品，而且這些症狀顯示，你需要的不只是以藥物粉飾太平。

一、有偏頭痛

大部分頭痛是脫水造成的，因為身體器官會竊取大腦的水分，來幫自己補充流失的水分，使得大腦緊縮，緊拉住連結大腦及頭骨的膜狀物。這時，只喝天然礦泉水就好，別再吃濃縮的鹽，如谷胺酸鈉（味精）、水解大豆蛋白、自溶酵母萃取物，麥芽糖糊精。而且千萬別喝自來水，因為裡面含有氯和漂白劑，會使脫水及其他慢性健康問題更加嚴重。

二、正在發炎或水腫

體內的水分太多了嗎？這可能表現在體重增加上面。常流手汗和腳汗嗎？攝取太多動物蛋白質、奶製品或基改小麥嗎？吃很多精製糖嗎？查看一下加工食品的鈉含量，特別是在過去六小時的攝取量。大部分醫師不會告訴你這是飲食的問題。

三、暈眩

通常是內耳的平衡問題，而這又回歸到飲食上面。查看你最近攝取的味精、阿斯巴甜、肉裡的硝酸鹽、加工精煉的濃縮性糖。

四、便秘或腹瀉、胃痛、胃酸逆流或腸躁症

麥麩是「突變的」基改食品——「膠」，會引起便秘。麥麩和人工甜味劑可能刺激整個消化道，以永遠不會排出的合成毒素污染淨化器官。吃這些「毒素」時身體會知道，而且會馬上讓你知道。注意這些警訊。

五、冒出皮疹、濕疹、牛皮癬

檢查你吃的濃縮糖、麥麩、含有很多基改農藥的食品，如玉米和大豆。記住，加工食品吃得愈多，皮膚愈有可能出現這些狀況。就連一般用藥，如阿斯匹靈、咳嗽糖漿和止痛藥布洛芬，也有可能矯枉過正，引起頭痛和皮疹。

六、倦怠

使人體功能減緩的速度最快的莫過於「垃圾」食物。任何一個運動員都會告訴你「垃圾進—垃圾出」，意思就是說吃沒有營養的食物，不會產生任何能量。

七、思慮非常不清楚

想想看，你剛才是不是喝了自來水？是不是注射流感疫苗？是不是吃了什麼含有阿斯巴甜的東西？是不是牙齒剛用水銀填料補了牙？是不是因為焦慮症、憂鬱症或過動症而服用過什麼有毒的藥物？

八、沒有動力而且心情低落

每一個人都聽過這個說法：「人如其食」，這話說得一點也沒錯。如果吃的是活得很鬱卒的動物，你就會得憂鬱症；吃下會使蟲子生病的農藥和殺蟲劑，你也會生病。

06

基改食物：下一場食安風暴

利用基因改造的技術，使人類能吃到的食物越來越多，看來似乎是件不錯的事。然而基因改造食物，在種植時撒了劇毒的農藥，所有植物和昆蟲全都死光，只有基改作物還活得好好的，因此，人類吃了之後的下場也可想而知了。

在這篇文章中，我們要來探討一下基因改造食物與麥麩（農藥食品膠）破壞千萬人健康與生活的問題，包括對兒童和嬰兒的影響。

✣ 基改大揭密

目前美國有百分之六十以上的農作物都是基因改造過的。所謂基因改造，是指將某些生物的基因轉接到其他物種中去，改造原有生物的遺傳物質，使其在形狀、營養價值、消費品質等方面以符合人類的需求。有些可以直接食用，或者作為加工原料生產的食品，又或者用以生產工業或醫藥等非食用產品。

其中，以基因改造產品為原料進行加工所得到的食品，就叫基因改造食物（Genetically modified food，簡稱GMO）。目前成功的有玉米、大豆、番茄、馬鈴薯、油菜與稻米等。這些新品種的植物，都具有抵抗病蟲害或殺草劑的能力，所以栽種時不必噴灑農藥，就可長得很好。又或是要綜合不同生物的優點、去除其缺陷，利用生物技術也可完成。

例如，基改番茄不僅顏色鮮豔，大而可口，貯存時間也延長了許多。還有，為了達到抗凍目的，美國有家生技公司，將北極某種魚類體內專門製造抗凍蛋白質的基因轉殖到番茄內；也有科學家將比目魚的基因轉殖到草莓，所以「魚草莓」、「肝臟黃豆」、「毒蛇玉米」等都是可以真實存在的。

✣ 把農藥吃下肚

但關於基因改造食品的安全性，一直是基因改造食品被「發明」以來爭議不休的問題。大部分的基因改造作物都帶有兩個最基本改造基因：一種是蘇力菌（BT），這是種來自細菌，能產生殺害蟲的毒素，對動植物本身有無影響仍具爭議。另一種則是抗除草劑基因，來自會引發人類急性腸胃炎的沙門氏菌。

掌握市面上百分之九十基改作物專利的美國跨國農業生物技術公司——孟山都，現在更在實驗室進行分子工程，把蔬菜幼苗的基因和農藥、除草劑拼接在一起，以便提高作物對抗蟲害的能力。

而一些變節投靠孟山都，以及杜邦、拜耳、陶氏化學公司等這些從事基因改造研究企業的農民，則同意簽約只使用這些有致命危險的殺蟲劑和基改種子，但從此他們便陷入恐怖的農業噩夢。

因為殺蟲劑和除草劑使由企業主導的農民賺更多錢，至少以前是如此，可是甲蟲、蠕蟲、毛毛蟲及所有種類的野草都對年年春等除草劑，以及帶有蘇力菌基因的玉米具有免疫力，因此作物必須噴灑愈來愈多的殺蟲劑和除草劑，並且購買DNA也含有同樣殺蟲劑和除草劑配方的種子，所以你的身體現在也可以分泌那種殺蟲劑了。

大部分美國人每天食用的產品都含有某種基改大豆、玉米、芥花（油菜籽）油，或棉籽油，連大部分流感針劑和疫苗也含有基改生物。研究顯示，攝取普遍使用除草劑年年春會導致細胞突變，促使惡性腫瘤及其他癌症發展。換句話說，作物打從冒出地面開始，基因便已經含有有毒的化學物。基於這個原因，全球大部分國家禁止從美國進口經過基改的主要蔬菜、奶製品、肉類產品。可以預期的是，經常吃基改食品的人不出二、三十年癌細胞便會進入人體展開大屠殺。

大部分已開發國家並不認為基改作物安全無虞。包括澳洲、日本、以及歐盟所有國家在內，全球有六十多國大幅限制或完全禁止以基因工程「突變」的食品生產銷售、及（或）進口，但是美國政府卻根據製造與銷售這些東西牟利的業者所做的研究結果核准它們上市。這是何其荒謬之事？簡直就和讓股票經紀人管理所有內線交易沒有兩樣。

清除癌細胞

你吃的是食物，還是飼料？

台灣每年自產的黃豆不到百分之一，絕大部分都靠進口，其中以美國佔最大宗。

在國外，黃豆製品會細分為「食品級」和「飼料級」，食品級黃豆給人食用，飼料級則是做為動物飼料。但進口至台灣的基因改造黃豆幾乎都是飼料級。在歐美各地，飼料級黃豆不是給人吃，而是做成飼料或榨油；榨油剩下的黃豆渣，則再拿去當飼料，餵食牲畜。

台灣主要的黃豆食用族群是素食者和學校吃營養午餐的學生，前者是因價位便宜才會受供應營養午餐業者採用；後者則是因為黃豆是素食者主要的蛋白質來源。

✣ 假全麥之名、行毒害之實的麥麩飲食

使用最普遍而且眾所周知的基改產品之一，是用於具有咀嚼性、

同時又使包裝的食品能脹大以增加體積的麥麩（穀膠）。這種在所有小麥、黑麥、大麥都含有的蛋白質，被當作黏稠劑和填料，用於從西點餅乾、麵包到一般餅乾和早餐穀物等很多食品之中。

許多藥品的非活性成分就是以麥麩為主。就算麥麩並非製造成分，也有可能被加入食物裡，因為同一家工廠可能製造了以小麥為主的加工食品，或是附近的田裡種了小麥。而且大部分送往密集飼養農場的動物飼料都含有基改作物與麥麩，因此這些給人吃的動物也含有有毒飼料。這是惡性循環。

有些標榜健康概念的全麥麵包、全麥饅頭，其實根本就是以白麵粉加麥麩的「假全麥」製品。而且還額外添加糖漿、焦糖色素，讓食物的外觀呈現淡褐色，看起來像是全麥製品；而且因為麥麩纖維多，口感較硬，還會再添加品質改良劑、添加物等軟化麵包。結果吃不到健康，反而攝取一大堆化學添加物進入體內。

麥麩的英文是gluten（譯註：glue是「黏」之意），但如果拼法改成glueton（譯註：ton是公噸）會更貼切，因為就像是一公噸含有合成成分的膠質食物黏在身體裡面，而這些合成的成分包括農藥、殺蟲劑、除草劑、除霉劑、其他還包括昆蟲在內的微生物DNA、加工處理過的成分。這些物質會在腸子裡腐爛，在消化系統造成嚴重破壞。

吃太多的麥麩飲食，會引起「麩質不耐症」，有時候這些症狀會在餐後立即出現，但不會持續很長時間；但也有一些症狀持續數星期、甚至更長期的例子，最終變成了自體免疫疾病。

以下有幾個比較常見的症狀可以作為參考的依據。

※腸胃道問題：經常伴隨脹氣、噁心、腹部絞痛、便秘、腹瀉或腸躁症等其中一個或多個症狀。

※頭痛或偏頭痛。

※出現纖維肌痛症：這是一種因為神經傳導物質失調，造成痛覺在大腦的訊息被放大，疼痛的感覺也加大的症狀。全身會有許多壓痛點。

※心情煩躁、情緒化等心理症狀。

※神經系統問題：出現頭暈、疼痛無力、四肢麻木、平衡困難等與中樞神經相關的病變。

※慢性疲勞症候群：因長期疲勞，出現包括極度疲倦、注意力不集中、記憶力變差、睡眠障礙、肌肉關節疼痛等症狀。

✣ 吃進不快樂的動物，你也會變憂鬱

在這裡我還想說的一件事情，是關於人道飼養的問題。

信不信由你，大部分憂鬱症是得自於人們所吃的食物。想一想操

控美國許多繁殖場的怪物企業是如何對待大部分的雞、豬、牛的，你就會對憂鬱症的定義有比較清楚的概念。

大多數的農場動物都可憐兮兮地過著非正常的農場生活。牠們出生不久便從媽媽的身邊被帶走了，然後關在像監獄一樣的小籠子裡，數量過度密集而且環境不潔，籠子裡充滿牠們的糞便，牠們也無法像健康的動物那樣走動。

上帝的動物不應受到這樣的對待，不該為了讓牠們長更多肉，以及為了要殺死細菌，而幫牠們注射雌激素荷爾蒙和抗生素。

在這些「企業囚犯」結束了鬱卒的一生之後，人們彷彿沒這回事地把牠們端上餐桌、從外賣窗口買回家，因為大家沒有親眼見到這些事發生，所以不太有人面對現實。

你吃的肉來自鬱卒過完短暫一生的動物，然後現在你去看醫師，拿到醫囑和最新出品的抗憂鬱劑百憂解（Prozac）、贊安諾

（Xanax）、鋰鹽（lithium），但是在此同時依然故我，採取同樣的飲食習慣。現在別再奇怪你的心情為什麼會那麼低落了。**那些動物活著的時候鬱鬱不樂，你吃下牠們的肉，身心也會跟著鬱卒，因為人如其食，所以你也心情低落。**

有些人吃的幾乎全是充滿化學物的食品；有些人聽到這些東西的名稱可能肚子就餓了，但是對我而言卻只感到噁心。我不是巴甫洛夫（Pavlov）的狗，聽到鈴聲就流口水！你只聽到鈴聲嗎？（譯註：俄國生理學家巴夫洛夫在實驗中發現，只要每次餵狗前發出固定的某種聲音，經過一段時間後，狗只要聽到鈴聲，就會開始分泌唾液）

總之，拒吃基因改造食品就對了！基改食品業是有計畫地對待疏懶且吃垃圾科學食物上癮的人，而美國則使社會大眾吃鬱卒的肉類成為可行的事。

清除癌細胞

人道對待動物，使食物更健康

人道對待動物就營養而言十分重要。研究已顯示，動物承受壓力時會釋放恐懼荷爾蒙到血液裡。雖然許多消費者已注意到吃注射荷爾蒙的動物肉會產生問題，但是大多數人並不知道有壓力、害怕、受傷的動物，荷爾蒙也會自然而然的跑到肉裡面。

不妨想想看這個情形：在屠宰的過程中產生的恐懼感導致類固醇的分泌量升高（這種荷爾蒙一般都與腎上腺皮質激素分泌有關），這些荷爾蒙會留在肉裡，並進入食用者的身體。已有研究發現人類特別容易受這些荷爾蒙的影響。英國做的一項研究發現，孕婦吃的肉愈多，生出來的孩子壓力荷爾蒙皮質醇含量愈高。

07 有機食物：有機不等於天然

有人認為買蔬果就是要挑「有蟲咬的」，因為這表示沒有灑農藥，也等於是有機。其實，「有機」除了做到不灑農藥、不用抗生素、不施化肥、不破壞生態等生產過程之外，還必須經過驗證單位的認證，依法標示，才算是合格的有機產品。

你有沒有對食品標籤上文字的含意感到困惑？這當然是那些全球食品巨頭搞的策略，要用這麼多雜音把人搞得分不清楚東南西北，到最後乾脆放棄搞懂箇中含意。

本書的推薦者——「健康遊俠（The Health Ranger）」麥克・亞當斯，是位營養師兼科學家，他清楚為食物標籤的說法揭秘，以下許多說明可能都會讓你大吃一驚。

✣ 對有機食物的十個誤解

為了方便大家瞭解起見，我將麥克所匯聚出的有機知識，歸納成以下最常見的十個誤解，以簡單的摘要方式做說明。

一、「有機」不代表重金屬含量低

美國農業部認證的有機認證過程並不會檢驗重金屬含量。鉛、砷、鎘、汞、甚至鋁含量非常高的食品，都可以公然被允許貼上美國農業部有機認證的標籤。

二、「非GMO」不代表有機

經過認證為非GMO的食品並不表示就是有機食品。以傳統方法栽培的作物如玉米、大豆、芥花，只要不是以基改種子栽培的，就可以被認證為非GMO。目前市場上就有好幾種零食標示是使用非GMO成分，但這些成分在種植時是會用到化學農藥的。

三、「全天然」不具任何意義

「全天然」（All Natural）一詞並不受美國食品藥物管理局的規範。任何食品，包括以人工色素、化學甜味劑、化學防腐劑、基改技術製作的食品，都可以貼上「全天然」的標籤。「全天然」是大型食品業者用來誤導消費者的把戲，使消費者誤以為垃圾食品是有機的。

四、「無反式脂肪」並不表示「不含反式脂肪」

美國食品藥物管理局目前允許只要每份食品含有的反式脂肪在〇・五公克以下者，就可以宣稱每份是含有〇公克反式脂肪。〇・五公克並不等於〇，可是在美國食品藥物管理局來說，〇．五的意思就是零！大型跨國食品業者與藥廠說服美國食品藥物管理局允許在食品標籤上公然欺騙消費者，對食品裡面真正的成分睜眼說瞎話！

試想，如果你對盤尼西林過敏，雖然藥品標籤上說裡面不含盤尼西林，但結果卻仍含了百分之〇．五的話，你可能就一命嗚呼了！也許你不會因為吃了一點點反式脂肪就此命休矣，但是不管怎麼說，這麼做都是不對的。

五、「非GMO」不代表「是經過認證的非GMO」

有許多食品、超級食品，甚至營養產品現在都宣稱是「非GMO」，但卻無法提供認證。自稱產品是「非GMO」的公司最有可能要詭計欺騙消費者，除非他們可以提出認證資料以支持這個說法。只有經過認證的非有機才有意義。下次看到標籤上宣稱「非GMO」

時，要注意「是誰做的認證」，以及「有什麼證明」。

六、無麩質產品通常就是基改食物

當心無麩質產品會使用基改技術。無麩質食品通常是用含有蘇力毒素的玉米製造。要避免食用無麩質的食品，除非它是經過認證的非基改食物。

七、有機食品仍可能包括有少量基改食物

基改食物實在太普遍，所以有可能現在幾乎已污染整個食品供應。經過認證的有機食品仍有可能仍包括非常少量的基改食物。允許的含量是多少？美國農業部對於基改食物的有機規定中，並未明確定出允許的含量。儘管如此，但這仍遠比傳統種植的食品健康。

八、有機食品現在通常是在污染問題嚴重的國家種植，例如中國

有機食品、超級食物及營養品所使用的原料，從中國進口的比例愈來愈高。這些原料含有的重金屬一直比在北美洲種植與之競爭的商品來得高。有機認證標準公然允許中國嚴重遭鎘、鉛、汞污染的有機農場種植農作物；而用於生產美國農業部認證的有機食品的土地，也未對重金屬含量設定任何限制。

九、美國食品藥物管理局並未限制食品中的重金屬含量

美國食品藥物管理局並未公布或限制進口食品的重金屬含量限制。通常美國食品藥物管理局發現食品中含有金屬成分時，便會公然譴責業者漠視對健康帶來的長期危害。基本上，只要食物是還未死亡，而且未帶有大腸桿菌或是沙門桿菌時，污染問題幾乎就不會嚴重到美國食品藥物管理局無法核准。

十、使用有機成分不會自然而然使整個產品變成有機

現今銷售的部分產品可以只因為有一小部分成分是有機的，就被形容為「有機產品」，然而這並不符合產品被稱為有機的資格。「有機」和「全天然」的說法不同，它是受到聯邦政府嚴格規定，而且帶有特定涵義的。

清除癌細胞

獲得猶太教認證機構Kosher認證，並不表示就是非基改食品

Kosher（譯註：猶太教的Kosher of America是美國最著名的認證機構，經他們認證的食品是符合猶太教教規且清潔可食的產品）認證的食品公然允許含有基改成分。Kosher認證的過程並不包括檢驗基改作物，而且Kosher認證的食品通常含有基改食物，也可以含有味精等添加物，而味精當然是基改產品。

08 飲料添加物：原來，好喝是因為加了這些可怕的東西！

許多人愛喝的汽水，不管是低卡或含糖汽水，都會重重打擊你的健康和快樂。隨著時間的累積，你會嘗到惡果，所以現在就要開始認識汽水的累積性影響，及該少喝什麼飲料。

大部分學校的走廊上都有一排銷售飲料的自動販賣機。學校和大飲料公司達成交易，依業績比例收取傭金或者有時候是一次拿到大筆金錢的情形不少見。校方宣稱這筆收入會用在各種學術研究和課外活動上，但有什麼活動值得讓學生喝下危害健康的汽水呢？

成績下滑？不能專心？每天吃完午餐後就很疲憊？不知道原因

嗎？這都是糖分惹的禍！移除學校的自動販賣機，或將販售的飲料換成水和健康的零食，可以讓情況大不相同。

所以，那個美麗的罐子或塑膠瓶裡，到底是含有什麼東西使孩子如此亢奮呢？

磷酸 ▼▼▼ 導致骨質流失

這種酸會影響身體使用鈣質的能力，導致骨質疏鬆，或使牙齒與骨骼軟化。尤其在成長期間的小朋友或青少年更應該少喝。

此外，磷酸也會中和胃裡的鹽酸，阻礙消化，不易吸收營養。

常見含磷的食品還包括罐頭食品、部分加工食品等。罐頭食品添加磷是因為包裝屬鐵製品，能避免產生鐵銹味；加工食品如魚丸，磷可做為黏著劑，增加食物口感。

糖：肥胖▼▼▼三高都上身

糖份對身體而言，是提供熱量的食物，但若攝取太多，就會使增加體重或三酸甘油酯。糖分已證明會使胰島素含量上升，導致高血壓、高膽固醇、心臟病、糖尿病、體重增加、提早老化、以及許多負面的副作用。

飲料製造商是美國最大的精糖使用者，且大部分汽水所含的糖分都超過每日建議攝取量。他們用的是漂白過的白糖，更不用說也使用了基因改造的玉米，像是用來取代高價蔗糖的高果糖玉米糖漿，就是種基因改造化學混合物。

清除癌細胞

高果糖玉米糖漿的「甜」秘密

高果糖玉米糖漿是從玉米提煉、大量生產的甜味劑，最後產品成為葡萄糖和果糖的綜合體。

高果糖玉米糖漿和蔗糖在體內的代謝機轉不同，高果糖玉米糖漿不會有調控點，幾乎一吃進去，就容易形成三酸甘油脂和體脂肪，造成代謝症候群。如果是用基造玉米，也容易引發化學反應，研究發現，將含有高果糖玉米糖漿的食物給老鼠，老鼠腦部產生毒癮患者的反應。

阿斯巴甜▼▼▼讓身心都得病

這種在低糖汽水中被當成糖替代使用的物品，是食物史上被核准使用的最糟糕的化學物質。有超過九十二種不利健康的副作用與阿斯巴甜有關，包括腦瘤、先天性缺陷、糖尿病、情緒失調和癲癇發作。

阿斯巴甜若儲存過久或置於熱處就會變成甲醇，這種酒精會轉化為甲醛和甲酸這兩種致癌物。

咖啡因▼▼▼適量飲用為宜

含咖啡因的飲料會造成神經緊張、失眠、高血壓、心律不整、高膽固醇血症、礦物質流失、乳塊、先天性缺陷，或許還有癌症。

但我並非要你完全戒掉咖啡因，而是要注意每天的攝取量。每天咖啡因的攝取最多不要超過五百毫克，也就是以喝一至兩杯的咖啡為原則。

自來水▼▼▼增加失智與癌症的可能性

直接取自水龍頭的自來水，好比說來自廚房的水槽、浴缸或蓮蓬頭，可能含有大量化學物質，例如氟化物、氯、鉛、鎘以及各式各樣的有機汙染物。

經常攝取氟化物、氯、鉛和鎘會致癌，並導致骨質流失和阿茲海默症，其中氯更是頭號致癌的化學物質。如果經濟能力許可，最好在家裡安裝濾水器。

從營養方面來說，汽水是使人們為健康問題所苦的主要原因之一。除了汽水本身帶來的負面影響之外，喝太多汽水也可能使人沒有胃口吃蔬菜、蛋白質或其他身體所需的食物。如果你還在喝汽水，戒掉這個習慣就能輕鬆改善健康。

喝純水會比較好。若是非喝碳酸飲料不可，那就試試氣泡礦泉水。再也沒有比氣泡礦泉水更棒的了，你會愛上它的！

09 藥物：是治病還是致命？

西方醫學的方法就是等到病情發展到很嚴重時，才開始找尋治病的方法，然後開立過多處方藥和效用不濟的藥。之後，患者被遣回家，醫師說著諸如一切「都會沒事，只要降低壓力，繼續服藥，一切都會好起來」之類的話語。然後，疾病復發了。

「你先前發生的嚴重症狀已經『完全解決』，回家睡一覺就沒事了。」醫生老是這麼說！然而事實上，你的病症只是被藥物遮掩住。在這些藥引起輕微副作用的同時的確能讓身體暫時復原，不料這只是使病情無可避免大復發的假象，然後他們就會把你拖回醫院。

於是你恍然大悟，原來藥物有可能只是遮掩了病症發作的症狀，現在這個問題擴散了。於是你想到那些偏頭痛、視力突然喪失、口乾舌燥等副作用，但這些都只是處理這整個可怕問題的颱風尾。

✣ 醫師不告訴你的藥物副作用

體力不濟嗎？動力流失嗎？原因不明？頭痛和喉嚨痛好得不夠快？你聽說了嗎？有一大堆感冒和流感藥品被回收了。但這些藥品居然還能獲准上市，實在是荒謬。

像是鼻炎藥會導致感染，因為藥物會使鼻粘膜收縮，防止鼻水正常排出，結果反而導致鼻腔和支氣管感染。

美國的醫師常把藥當成維他命似的推到患者面前，所以你要勇於說不！累積作用通常要等到身體器官開始出現功能異常或失靈，或當X光片顯現出腫瘤，或是阻礙其他正常的身體功能時，才會被發現。

肝、腎、胰臟對生存來說都是必要的器官。例如，肝臟有重要的代謝作用，會分泌膽汁；而膽汁有重要的消化作用；腎臟則負責維持水分與電解質適當平衡、控制酸鹼濃度、過濾血液中代謝的廢物，再從尿液排出體外。不幸的是，這些也是都最早不保的器官。

檢查一下你的藥箱吧！這些藥可能會扼殺你的動力，讓你的病無法快速痊癒。

威而鋼▼▼▼視力衰退

明尼蘇達州立大學的眼科醫師表示，有十四名男性在服用治療勃起障礙的威而鋼後有視力喪失的情形。大部分受到影響的男性都有其他健康的問題，而且他們視神經的組織增加了這種情形的風險。

這是什麼意思？好吧，就是在某個陽光明媚的日子，你突然之間只能看到陰影嗎？聽起來挺安全的啊——這個險值得冒一冒。等一下，我剛才的問題是什麼……想不起來了，誰來開個燈吧！

腸躁症藥物▼▼▼肛漏

有的醫師會開含有阿斯巴甜的藥治療腸躁症。我最喜歡這個！你已經不胖了，可是肛門卻成天有滲液，看起來就像是老卡車漏出廢機油。這可不妙啊！

消炎止痛藥▼▼▼噁心

消炎止痛藥可能會造成噁心嘔吐，還有腹痛、下痢、頭暈等症狀。

喔，就算這個藥是在幫我解決任何問題，但我向你保證，若是我成天想吐的話，我是無法感謝它的。

降血壓藥▼▼▼血壓不穩

降血壓藥物可能會造成頭暈、低血壓等症狀。

哦，我的問題解決了，可是我最好別太興奮，否然就會心臟病發。我可以加碼嗎，可能還會有內出血？

憂鬱症▼▼▼自殺

美國食品藥物管理局曾正式對全世界宣佈，抗憂鬱藥物會有導致自殺衝動的副作用。製造抗憂鬱藥物的那些藥廠其實早在研究階段就發現有此自殺副作用，但卻隱瞞不公佈。

原來，等病好了以後我心情就會大好。可是為什麼不告訴我們這個副作用是讓人想要自殺呢？

感冒藥、鎮靜安眠藥▼▼▼成癮

像是含有可待因（Codeine）成分的感冒藥，具有成癮性，同時也可能增加肝腎的代謝負擔，嚴重可能造成肝腎衰竭。

還有鎮靜安眠類藥物在長期連續性的使用下，會有下面三種症狀。一、成癮性：停藥就會出現戒斷症狀；二、耐受性：藥需要越吃越重才會有起初的療效；三、依賴性：不吃藥就會不安心。

✣越吃越「藥」命，何時該停藥？

任何藥品或多或少都有副作用，只是症狀會依個人情況而有輕重不同的差異。「是藥三分毒」，究竟什麼情況下，才能停止服用藥物呢？

症狀藥：例如退燒、止瀉、止咳、止暈、止癢藥及肌肉鬆弛劑等，當症狀緩解即可不必繼續吃。如果服用三至五天仍未改善，一定要再就診，找出真正病因。

成藥：如果已患有慢性病，成藥可能和原本服用的藥品發生交互作用，造成疾病控制不佳或惡化。尤其含有抗組織胺成分的綜合感冒藥，易引發嗜睡現象。而攝護腺肥大的老年人，則會使排尿更加困難。

止痛藥：如果一次吃數種止痛藥，一天還吃好幾次，會使藥物停留在胃的時間久，可能加重胃腸黏膜的刺激性，甚至導致胃出血。

此外，非類固醇類止痛藥還可能引發胃酸分泌，導致腸胃不適。所以一旦疼痛緩解就該停藥。

安眠藥：對中樞神經有鎮靜作用，除了影響記憶力，也易引發昏沈、跌倒、幻覺、夢遊行為。長期服用後，若突然停用，可能會產生失眠、躁動等戒斷症狀。

清除癌細胞

你一定要知道的用藥法

正確使用藥物才能達到最佳的治療效果，以下就是許多人最想知道的服藥常識Q＆A。

Q：口服藥物可以磨碎食用嗎？

A：口服藥會做成不同的劑型。像是長效緩釋劑型，藥效會慢慢釋放，如果剝半、嚼碎或是磨碎服用，藥品一下子都釋放出來，效果無法持續一整天；有時候藥效太強，副作用也因此變大。

至於腸衣錠或腸衣膠囊，其設計目的是利用「腸衣」將藥品保護起來，減少胃酸的破壞，使藥品能夠安全到達小腸被吸收。又如舌下錠，若以口服則藥效會變差或失效。還有些藥品會刺激口腔黏膜、味苦，或將牙齒或黏膜組織染色，不宜磨碎或嚼碎。

Q：忘了服藥怎麼辦？

A：如果是治療藥品（如癲癇用藥、血壓藥、降血糖劑等）忘記服藥，在短時間內想起時應立刻服用。如果已經接近下次用藥時間，可以先跳過這一次，下次再繼續按照正常時間吃藥即可，千萬不可服用雙倍的量，以免造成副作用的增加。

Q：藥該什麼時候吃？

A：「飯前服藥」是指吃完飯後至少兩小時，或是吃飯前一小時吃藥，也就是肚子幾乎空了的時候。「飯後服藥」則是指隨餐或隨食物服用，或是飯後一小時內服用，也就是肚子裏還有食物的時候。

Part 2
無孔不入的經皮毒

10 香菸裡的阿摩尼亞：為成癮而設計的無形殺手

看看下面的這些數字：多抽一根菸，少活十一分鐘；香菸含有四千種化學物質，其中有害身體的有兩百多種；以火柴棒的前端沾少量的尼古丁讓老鼠舔舐，不到一分鐘他就會全身抽慉，突然死亡。要不要戒菸？決定權在你。

你有沒有注意到去參加家庭聚會時，大夥兒聊得最熱鬧的地方十之八九都是廚房？因為那些人都是躲在廚房喝酒。

等你在那裡待了一會兒，和那些言談變得豪放的傢伙打成一片之後，就會發現約有三分之一的人會走開，從後門或是側門閃出去。因為他們是菸槍。在他們處於吸尼古丁後的快感狀態後，你會發現這些菸槍在吸菸時通常看起來都比較亢奮，有點焦躁的感覺。

可是等他們菸吸完後，把菸揉掉，或是把菸輕輕一彈丟在院子裡時，你也會發現他們的表情好像是對自己不太滿意，因為他們在內心深處知道，一天吸一包菸以上可能讓自己提早結束這一生。

吸菸能讓吸菸者在壓力之下有一種穩定的呼吸模式，這是有菸癮的部分原因，而且他們吸進的都是遭到菸、阿摩尼亞、農藥、玻璃纖維所污染的空氣。

我六歲時，爺爺索爾吸菸得了肺癌。媽媽說，爺爺的樣子令人看了很難過，因為他變得非常瘦，可是香菸卻照吸不誤。醫師其實已經告訴他，菸再吸下去必死無疑。他是活膩了嗎？還是他認為吸菸死不了人？說不定，只是說不定，尼古丁和阿摩尼亞真的比家人還重要，尤其是香菸這麼多年來已經成為他日以繼夜固定不變的一部分。這很難說清楚，現在也無法問他了。

清除癌細胞

癌症的四大殺手

以下這四大殺手在二〇一三年奪走逾五十萬人性命。最佳殺手成分的得獎者是：

＊金牌獎：阿摩尼亞

使菸槍上癮的不只是「尼古丁癮」。它其實會使尼古丁的威力呈倍數增加。

＊銀牌獎：農藥／除草劑

使企業種植的菸草不長蟲子和野草，這表示廠商能有更多產品可賣。

＊銅牌獎：玻璃纖維

沒錯，就是你家閣樓使用的那種材質。它會使香菸燒得更旺，不會因為一陣風吹來便熄滅。

＊優等獎：焦油

使癌症停留在肺臟。

✣ 從皮膚入侵的癌細胞

上皮組織排列在人體的內外，薄薄的很容易受損。像是在口腔、喉嚨、肺、胃、大腸、攝護腺等這些器官或組織裡都有。

這些薄薄的皮膚層和薄膜會因為受刺激、灼熱，或經常被化學物質及其媒介物拂過而磨損。皮膚是人體最大的器官，很容易吸收化學物質，而且會直接進入血流；一氧化碳、氧化氮、氰化氫、阿摩尼亞也都存在於香菸的菸霧中，對吸菸上癮的人來說，肺臟要抵抗突變的細胞是難上加難。

還有，你聽過抗草甘磷作物（Roundup Ready Crops）嗎？這種作物是來自戴奧辛，也稱作橘劑，此種化學物質使許多美國士兵在越南罹癌，可說是最可怕的突變原。現在菸草作物種子就加了這種毒藥，以增加它的耐受力。

✣ 跟吸毒一樣難戒除

在香菸裡的阿摩尼亞，是以氫氧化胺或酸氫二銨的形式添加，這兩種化學物的使用並未受到規範。是的，我們知道香菸有害健康，但是為什麼要允許這些製造商加入阿摩尼亞？這個問題的答案就是因為大菸草商。大菸草商自從一九六〇年代和一九七〇年代以來就一直在演這齣戲。

一位專家證人在明尼蘇達州控告香菸業的訴訟中說，菸廠自一九六〇年代起把阿摩尼亞化合物加入香菸，提高尼古丁使吸菸者上癮的作用。明尼蘇達州政府說，一九六五年雷諾斯（R.J. Reynolds，美國知名的菸草公司）的科學家們嘗試找出為什麼溫斯頓牌（Winston）會輸給菲利普莫里斯（Philip Morris）的萬寶路香菸，結果他們的研究發現萬寶路含有阿摩尼亞化合物。一九七〇年代，雷諾斯開始加入阿摩尼亞，於是菸廠紛紛跟進。文件顯示，到一九九〇年每年使用的阿摩尼亞化合物數量在一千萬磅以上。

現在阿摩尼亞已成為普遍的成分了，你不妨在香菸盒上找找看。而且，以美國政府用來檢測各種品牌香菸所含的焦油和尼古丁成分的標準菸霧檢測機，是驗不出游離尼古丁（也就是所有尼古丁的快克）的。

香菸盒上標示的尼古丁含量其實並沒有說明抽一根香菸會吸入多少尼古丁。大菸廠的說客就喜歡打這種迷糊仗。所以香菸一根接著一根的老菸槍要注意了，因為你已對游離狀態的尼古丁上癮了！阿摩尼亞會把正常的尼古丁變成游離的尼古丁，這類似在稱為「快克」的毒品中用來加強古柯鹼作用的過程，可以使尼古丁的作用提高一百倍。

游離尼古丁已經以氣體形式存在，所以一旦進入肺部就會快速進入血流，進入已經在等待它們的尼古丁受器。沒有阿摩尼亞的話，香菸菸霧裡的尼古丁是微細的固體微粒，必須隨著菸霧才能進入吸菸者的肺部，在肺部被吸收的速度比較慢。香菸裡的阿摩尼亞會提高菸霧的酸鹼度，把部分尼古丁固體微粒變成氣體，這表示香菸含有阿摩尼亞時，等量的尼古丁對吸菸者產生的生理作用會比較強。

在香菸裡加入阿摩尼亞還會使測量到的尼古丁含量降低，但其實釋出的尼古丁量至少是一樣的，而且非常容易讓人上癮。想降低尼古丁癮而選擇尼古丁含量低的香菸品牌者，其實得到的數據並不正確，許多人反而是選擇了更容易上癮的香菸。

清除癌細胞

香菸「加料」讓人更上癮

以下就是阿摩尼亞之所以被用於香菸產品的原因。

*使尼古丁更快到達腦部。

*提高尼古丁的作用。

*減少菸霧檢測驗出的尼克丁含量。

*成癮性更強，而且更難戒除。

11 香菸濾嘴：戒菸吧！劇毒就藏在這裡

根據菸商的說法，香菸濾嘴可以減少菸霧的刺激性，並避免吸菸者吸入菸葉。於是，許多癮君子將吸菸行為合理化，遲遲不肯戒菸。事實上，濾嘴是以玻璃纖維製成，在吸菸時會產生細碎的纖維絲被吸入肺部，進而造成肺癌。

如果香菸的濾嘴只是以棉花和紙製成的，那麼丟到院子裡，下過幾場雨後它就會分解。當然，情況並非如此。為什麼？

一般市售香菸的濾嘴含有非常細微的針狀玻璃纖維絲（類似玻璃纖維的隔熱作用），這些細碎的纖維絲會滲入口腔和喉嚨，然後和菸草裡的焦油一起積留在肺部組織裡，圍繞著肺泡（微小的肺泡），導致慢性阻塞性肺病、肺氣腫，最後形成肺癌。

✣ 濾嘴濾不掉對健康的威脅

玻璃纖維、纖維玻璃、玻璃絲（英文fiberglass、fibrous glass、glass fibers），說的全是同樣的東西，就是薄薄的、透明的、針狀體的玻璃纖維。這種東西不是天然而是人造的，它在一九九〇年代初期隨著石綿逐步遭淘汰而在美國流行起來，被稱為「二十一世紀的石綿」。

人體吸入石綿會造成致命傷害與引起癌症，而稱為「間皮瘤」的胸膜（包圍人類肺臟外層的膜）癌，就是由石綿纖維引起的。

玻璃纖維和石綿一樣危險。它同樣不會在空氣中蒸發，也不會溶於水或是與大部分化學物質起作用。被緊緊綁在一起的微細玻璃纖維多達一萬兩千條，使一些焦油無法進入口中，這就是濾嘴為什麼要十到十五年以後才會被分解的原因。

而且，有許多這樣的微纖維會滲出，進入到口腔、喉嚨、肺臟。在一九七〇年對老鼠做的一項實驗顯示，小直徑的玻璃纖維是強力的致癌物質，會導致DNA基因結構的改變，破壞免疫系統。

肺癌患者的X光片顯示，他們兩枚肺葉的底部就像毛玻璃一樣。現在不妨想想看濾嘴為什麼要花十五年時間才能分解，現在從各方面都說得通了。受訪的護理師這樣說道：「當肺部組織一再受損，就會發展出病灶，然後癌細胞就像種子似的在那裡生根。」

另一位醫師也指出，這些細微的碎片會滲入雙層油脂膜，然後嵌入肺部組織，使這個組織變硬，最後失去吸收氧氣的能力，促使由石棉中毒引起的同一種肺癌——間皮瘤形成。

他也說明香菸如何破壞負責把分泌物和黏液推送出去的纖毛，以及吸菸者睡覺時的呼吸模式如何放鬆：「焦油沈澱物悄悄混進受損的肺泡，最後使肺泡破裂塌陷。」這就是吸菸者早上醒來時會有一陣乾咳和（或）支氣管痙攣的原因。而吸菸者肺功能退化的程度，更是不吸菸者的三倍。

✣ 廠商「奧步」大公開

倘若香菸是用簡單的紙捲起來，就會被強風吹熄。那為什麼香菸的溫度可以高達攝氏九百度，而且熱度這麼均勻，連強風也吹不熄？這裡面暗藏什麼玄機？

當吸菸者以時速八十八公里的速度行駛在高速公路上，同時把一支菸伸出窗外時，這支菸並不會熄滅。另外，點燃的香菸也不會只有一邊燃燒。菸灰一旦不平均，就會掉落，然後自己平均地燃燒。

這是因為香菸製造商仔細把玻璃纖維織入香菸中，使香菸均勻的燃燒。玻璃纖維也具有抗熱的特質，所以有緩衝熱的作用。香菸公司可不希望你的菸吸到濾嘴之前熄滅好幾次，否則你說不定會認為是浪費錢，於是戒菸！

現在你知道為什麼香菸一直吸到濾嘴處，手指頭不但不會燙到，而且還連一點熱的感覺都沒有了。

香菸就是精心設計的高效率輸送尼古丁裝置，把香菸撕開後用放大鏡觀察，就可以親眼見證。

菸草業一直疏於進行毒理學檢驗，沒有去評估吸入和攝入這些從香菸濾嘴釋出的合成微粒子對人體健康構成的危險。近期關於吸菸影響健康的「警告性廣告」既無教育性，也完全無法幫助吸菸者了解戒菸的策略。花了五千四百萬美元的宣導活動盡是刻板與圖表的廣告，這就是疾病防制中心裝出一副幫忙宣導這個可預防的大規模健康危機的策略。

而且，因為關於製造香菸的成分規定寬鬆，所以吸菸者容易罹患很多種肺病，包括柔軟組織的毛玻璃滲透引起的脫屑性肺間質炎、支氣管肺泡細胞癌、肺纖維化，這些病症在特定肺部切片檢查（高效能解相電腦斷層）畢顯無遺。

清除癌細胞

「十四天戒菸」計畫

吸菸者戒菸的成功率並不高。光是美國就約有四千五百萬名吸菸者，其中半數都想戒菸，但是只有百分之五的人不藉助任何幫助就能成功，大部分人在戒菸六個月內就會重新開始吸菸。

美國疾病防制中心指出，令人毛骨悚然的廣告只會促使約百分之四的人戒菸。藥丸和尼古丁貼布只幫助約百分之十的人戒菸，靠電子菸戒菸成功的人更少，因為大部分人依然對尼古丁上癮，而尼古丁對排毒器官如肝臟和胰臟都具有高度的毒性。

戒菸率如此低迷的主因之一，就在於有提神效果的香菸用蒸氣的方式更容易進入血流，導致上皮（柔軟的）組織一次又一次被混合了焦油的微細玻璃纖維破壞，而且這些東西全都卡在肺裡。我稱此為香菸的副作用，這也是我設計的「十四天戒菸」（14And Out）計畫的一部分。這是我為幫助吸菸者了解這一點而設計的戒菸步驟，主要是讓他們知道自己在戒除什麼，而不只是如何戒、為何戒。

這個計畫一步步告訴你在剛開始戒菸的十四天裡要做什麼。我的策略直截了當而且實際，因為大部分吸菸者在戒菸的頭兩個星期便告失敗，這就是這個計畫稱為十四天戒菸的原因。在這十四天裡，你基本上脫離了尼古丁和整個吸菸的習慣，有時候還不到十四天便戒菸成功。

有的人在上完六十分鐘課程或看完這本書之後就立即不碰香菸，因為這堂課包括親身參與的活動，讓學生在親眼看到香菸裡真正的東西後為之震驚，所以我邀請你在看《十四天戒菸》這本時，也拿根菸來解剖一下，快速了解你在一根香菸裡發現的所有主要化學物質，包括漂白劑、阿摩尼亞、玻璃棉、塑膠。

把這些惡劣的毒素全部混合在一起燃燒，就是在製造自己的惡性循環，把尼古丁當成阿斯匹靈用，緩解化學物造成的副作用！

你可以在下面的網址看到「十四天戒菸」計畫的影片：http://premium.naturalnews.tv/14AndOut__TV.htm

12 牙齒美白劑：過氧化氫會增快癌變的速度

市售的美白牙齒貼片，標榜貼在牙齒上一段時間後，會讓你牙齒亮白，笑容更加迷人。殊不知所謂的「美白」，就是成分為過氧化氫（俗稱雙氧水）或過氧化物的漂白劑。對口腔黏膜有刺激性，也有可能增加癌細胞攻擊人體受損組織的速度。

拜託告訴我你沒有在喝過氧化物漂白劑！喔，你只是含在口中三秒鐘，然後就吐掉了，一滴也沒有喝下肚。聽起來好像很安全！但是你連續一個月每天晚上戴一小時的白牙貼又怎麼說？猶有甚者，你還一整夜都戴著充滿漂白劑的口腔貼片睡覺。我相信你在睡覺的時候，潛意識夠清醒，不致於把漂白劑吞下肚子。真是太強了。

還有，你吃過白糖、白麵包嗎？你忘了還有白麵條？漂白的麵粉？這些食物可不是天然白喔！人們以為這是比較好的食物，可能比較乾淨什麼的，就因為它們是白的。白麵條、白麵包、白糖都是用漂白劑毒害你！也許該築起你的防線囉。

✣ 牙齒受傷，身體也不健康

牙齒美白的狂熱實在是有夠瘋狂的啊，何不乾脆拿汽油或殺蟲劑刷牙算了。再者，含氟牙膏也會侵蝕你的琺瑯質。你在以世上最毒的化學物之一破壞牙齒（大部分牙醫會以「敏感性牙齒」做為藉口）的同時，也破壞了牙齦和喉嚨。

使用不含氟的牙膏，這樣等你成為百歲人瑞時牙齒還依然會健在。如果美國家家戶戶把一瓶四十八盎司的氯漂白劑換成非氯漂白劑，就可以預防八百多萬磅的氯進入環境。讓那個玩意兒遠離口腔和胃吧！別用含有漂白劑的牙膏，絕對別連續戴口腔片漂白牙齒好幾個小時，也別嚼會使牙齒美白的口香糖。

我們的周遭充斥著漂白劑。自來水裡有氯，所以別直接喝水龍頭流出的水，也別把自來水灌進水瓶或果汁罐沖泡飲料或甜茶。要用濾水器。

氯是造成膀胱癌和攝護腺癌最大的「推手」。這就像是問：「你會把放在手上會灼熱的東西拿去吃或喝嗎？」一樣，它會燒掉身體裡的內膜，到時候癌症就會先攻擊這些地方。最好是喝礦泉水。

自來水裡的化學物會減緩生長發育、致癌，使器官受損、神經系統受損，而且嚴重的話還會致死。接觸某些金屬（如汞、鉛）還可能引起自體免疫疾病，使本身的免疫細胞攻擊自己的細胞。聽起來有點耳熟嗎？這可能導致關節疾病，如類風濕性關節炎和腎臟病、循環系統和神經系統疾病。

小朋友更容易受重金屬的有毒作用影響，因為胎兒、嬰兒和幼兒快速發育的身體系統更為敏感。兒童接觸某些金屬可能導致學習困難、記憶受損、神經系統受損、行為問題。從食物中吃到的份量和體重的比例看來，兒童從食物吃進的金屬劑量可能更大於成人。

從水槽裝一壺水後靜置約二十四小時，所有的化學物（如：氯）就會蒸發，這樣就用不著去買瓶裝水來喝了。何況，瓶裝水也有危險，例如含有雙酚A。

清除癌細胞

瓶裝水裡的雙酚A

這種致命性毒素會從塑膠容器被吸收到瓶裝水中，水在瓶子裡放得愈久，毒素增加愈多。只要少少的劑量就可以使你覺得不舒服和心情鬱卒，劑量較大的話還可能引起劇烈嘔吐，甚至死亡。檢驗顯示，瓶裝水存放三個月以上後，這種毒素的含量就會增加一倍。注意重覆使用的透明塑膠瓶有沒有裂縫或混濁的現象。別把瓶裝水放一季以上，應該就不會有問題。

你不知道的牙齒美白真相

牙齒美白劑的主要成分是過氧化氫，也就是俗稱的雙氧水，利用氧化還原的原理，以外來的促進劑加速其進行。

某些牙齒美白劑究竟會不會致癌？其實，這個問題不在於會不會致癌，而在於癌細胞有多快找到受損的組織，也就是多年來因為攝取過多過氧化氫而不斷受到刺激的組織，而且累積的速度會比你以為的快。據說四十多歲就死於癌症的人不計其數，而大多數時候癌症攻擊的是他們的淨化器官，如肝、脾、腎。

牙齒美白劑確實可能造成口腔柔軟組織的癌症，這就是癌症會開始的地方。喔？牙醫有不同的說法？那是因為他們從在診療椅上連續坐三小時等候漂白劑把牙齒漂白的人身上就能賺進大把鈔票的關係。

同時，那些牙齒美白劑產品裡所含的寶貴過氧化氫會分解形成自由基的小分子，這些自由基會造成細胞受損，游走到皮膚組織或是多年來慢慢變弱的器官，附著在上面並開始繁殖。這是突變原作用，把你的DNA變壞的最佳範例。

動物實驗也顯示，過氧化氫會促進癌變的腫瘤在老鼠的臉頰生長，吃進肚子亦會引起胃腸癌。理論上當過氧化氫從含有潔白膠的膠托滲漏到口腔內部的周邊部位時，就會促使致癌的自由基細胞釋出。

雖然這個理論並未做過人體試驗，只不過現在使用者數以百萬，等他們開始接受化療時就會知道結果了。

清除癌細胞

你天天在用的生活毒物！

下面這份常用的家庭用品表，都含有人工甜味劑或漂白劑（會導致胰臟或膀胱癌）。

＊白色咖啡濾紙

＊麵粉

＊白糖和白米

＊Tums品牌的抗胃酸咀嚼鈣片和維他命咀嚼片劑（不可思議！）

＊感冒藥耐奎爾（Nyquil，會使你一覺不醒）

＊止痛藥泰勒諾（Tylenol）和止咳藥諾比舒冒（Robitussin，對小孩很有效）

＊治療食道逆流的美樂事（Maalox）

＊牙膏和漱口水

＊薄荷錠

當然，還有幾乎所有的「無糖」口香糖和糖果。沒錯，這是我說的！別嚼也別吃這些東西。Orbit口香糖的包裝上把山梨醇列在最前面，這表示山梨醇的比例比其他成分來得高。他們為什麼不乾脆把山梨醇當作商品上市算了，這樣大家就可以吃這種純粹要命的東西，不用加上任何偽裝了。

大部分無糖口香糖並不含人何天然的成分！你只是在嚼十種不同的化學物，然後導致纖維性肌痛、神經失常、頭痛和腸躁症。

13 荷爾蒙與體香劑：引發乳癌的兩大殺手

乳癌形成的原因，主要與女性荷爾蒙的分泌有關，當雌激素分泌過多，就會提高乳房細胞癌變的機會。而女性荷爾蒙進入體內的來源，多半是透過飲食（如乳製品、肉類等，尤其是紅肉）以及環境荷爾蒙（像是清潔劑與部分化妝品等）。

二〇一〇年和二〇一一年，有二十多萬名婦女經診斷罹患乳癌，而每年其中有四萬人死亡。

乳癌，這種女性好發癌症的殺手怎會變得如此惡名昭彰？它是直接來自為肉食用動物所注射的動情激素。你以為歐洲為什麼不讓美國的肉類進口？別懷疑了。你知道從藥物補充太多荷爾蒙的婦女也會得乳癌嗎？已有若干避孕藥因為這個理由而被回收。

還有用於止汗的止汗劑和體香劑，其中含有鋁的成分，當透過皮膚進入體後，可能扮演類似於「壞荷爾蒙」的角色，增加乳癌的形成及發展的機率。

清除癌細胞

四個最驚人的乳癌事實

* 乳癌是婦女的頭號癌症。
* 美國每三分鐘就有一名婦女得乳癌。
* 百分之八十五得乳癌的婦女沒有家族病史（別讓他們告訴你這是遺傳的，那只是他們在掩蓋真相）。
* 某些基因（BRCA1和BRCA2）發生變化使婦女容易得乳癌。

少吃紅肉，減少荷爾蒙導致乳癌的風險

如同之前所說的，罹患乳癌的婦女人數之所以以如此驚人的速度增加，是從企業給購買大批飼料的農民很多錢，讓他們幫火雞、雞、豬、牛注射動情激素（一種女性荷爾蒙）開始的。因為這樣動物才會長得比較大、肉長得比較多，而肉多就等於賣的錢多。

荷爾蒙過多會引起腫瘤形成，若沒有及早發現，就會蔓延到身體其他部位。毫無疑問，女孩子十歲就得乳癌，表示她們攝取的荷爾蒙量已多到連在乳房形成的腫瘤也在設法牽制這些荷爾蒙，以免殃及其他部位（譯註：有一種說法指出腫瘤形成是為了牽制癌細胞，以免侵襲其他部位）。

婦女同胞們，這個情形現在就發生在你們自己和家裡小女孩身上。這並非誇大其詞，所以別再吃人工甜味劑和有毒的肉了。男性也別掉以輕心吃太多速食的男孩子長大後則有可能得攝護腺癌。

我曾在美國CNN電視新聞上看到一個特別報導，是關於乳癌與紅肉之間的關連性。我滿懷希望，以為這個報導會交待鐵的事實，不料這個簡短的報導最後卻對紅肉引起乳癌的原因裝懵，可惜了整個報導。報導中談到動情激素和動物時只是蜻蜓點水，然而我想知道的是乳癌和紅肉為什麼可能會有關連。真是夠了！

✣ 體香劑中的鋁會使人失智罹癌

要了解乳癌，就必須了解女性淋巴系統的重要性和功能。

淋巴一詞說的是帶白色或微黃的清澈液體，裡面含有白血球、蛋白質及一些紅血球。淋巴系統是免疫系統不可或缺的一部分，幫助身體抵抗感染或癌症。因為乳癌細胞通常會先從乳房蔓延到腋窩淋巴結，所以判斷淋巴結有沒有癌細胞在乳癌診斷過程中是一個重要的步驟。淋巴結的狀態會幫助醫師判斷乳癌處於第幾期，然後決定適當的治療方法。

淋巴系統含有血管系統（把組織液〔淋巴〕排到淋巴結）、淋巴結（含有液體的較大淋巴管）、以及與免疫系統有關的特定器官。淋巴結和器官發揮過濾器的作用，把侵入體內的微生物和異常細胞排出淋巴液，然後加以處理，使身體得以對抗這些有害的物質。

那麼，止汗劑和體香劑為什麼含有鋁，又為什麼會引起乳癌呢？

止汗劑一如其名，會使人無法流汗，身體因此無法從腋窩排出毒素。這些無法經由流汗排出去體外的毒素留在人體系統裡面，貯存在手臂下方的淋巴結，於是造成高濃度的毒素，導致細胞突變（癌症）。

幾乎所有的乳癌腫瘤都是發生在乳房部位的左上外象限。大部分市面販售的止汗劑和體香劑含有氫氯酸鋁（aluminum chlorohydrate）

或甘胺酸鋁（aluminum zirconium），這些化合物很容易被人體吸收，而分子裡的鋁便會離子化，形成自由基鋁。這種自由基可以自由的穿透細胞膜，形成物理性的塞子，一旦溶解後便會被肝、腎、大腦、軟骨和骨髓選擇性的吸收。這個濃度的鋁已引起醫界的關注，並且促使醫界對阿茲海默症和乳癌患者展開研究。

可以試試看愛迪達（Adidas）女性專用的不含鋁體香劑。這是朝正確的方向邁進一大步。謝了，愛迪達！

清除癌細胞

淋巴結腫大的危機

淋巴結通常是群集於腋窩、頸下兩側、鼠蹊。淋巴結會過濾淋巴液，困住外來物質。

淋巴結在對抗感染時可能腫大，因為必須製造更多的白血球。淋巴結在積極對抗外來物質時，摸起來可能變軟或發炎。有時候遭感染時會看得到淋巴管，沿著手或腳會看到細細的紅線。淋巴結也可能因為在裡面形成膿腫／腫瘤，或是含有癌細胞而腫大。

14 美妝品：讓皮膚吸毒的鄰苯二甲酸二丁酯

根據歐美的研究發現，七成左右的化妝品都含鄰苯二甲酸酯類，這是種塑化劑，在動物實驗中發現，會干擾內分泌，並傷害動物胎兒的生殖系統和發育，造成生殖器與前列腺的異常，而這些異常現象終其一生都無法恢復。

女人懂得善用化妝品是好事，知道使用的化妝品沒有含化學物質也是好事，二十年後才用不著去找皮膚科醫師動手術，消除臉上的「美人斑」。

只是，絕大部分的美妝用品，如指甲油、香水、口紅、髮膠等，為了要加入顏色，所以需要用染料；為了要維持香味或讓成分均勻，所以需要加入塑化劑。

像是你聽過鄰苯二甲酸二丁酯（DBP）嗎？知道它對身體會產生什麼危害嗎？

鄰苯二甲酸二丁酯是一種讓指甲油不易剝落的化學物質，已證明與實驗室動物罹癌及新生兒的長期生育問題有關，因而引發藥妝業對是否繼續使用這個成分的強烈爭議。令人遺憾的是，美國對於藥妝成分的規範少之又少，很難找到這類規定，所以就相信我吧。

清除癌細胞

一分鐘認識鄰苯二甲酸二丁酯

鄰苯二甲酸二丁酯是一種無味、顏色介於透明至淡黃之間，而非天然的油狀人工合成化學藥劑，它可以微溶於水且不易蒸發。常用來增加塑膠製品的韌性與延展性，是種塑化劑。在地毯襯墊、顏料、黏著劑、防蚊液、髮膠等物品，都會添加此種成分。也用作化妝品、香水和髮膠、沐浴乳等含香味製劑的「定香劑」，以避免添加香料快速釋出。

✣ 愛美付出的危險代價

一篇名為〈不太美麗〉的報導引述一所獨立實驗室的研究成果，指出面霜、乳液、洗髮乳、髮膠、除臭劑和香水中都含有至少一種名為鄰苯二甲酸二丁酯的塑化劑。

這種鄰苯二甲酸二丁酯，只是在工業化世界裡危害人們的眾多污染物中的其中一種。在美國每個人身體上都帶有超過一百種汙染物、殺蟲劑和有毒金屬。如果是從一百種化學物質，每次只選三種混在一起，以測試是否會對身體產生某一種影響（例如癌症）的話，那得做一千多次試驗才行，可是如今美國具有使用許可的化學物質卻在七萬五千種以上。其中又有高達一萬五千種以上的化學物質被裝在瓶瓶罐罐裡，每年銷售量在四千五百公斤以上！但是美國環保署根據有毒物質管制法，只管制了其中五種化學物質。

環保團體呼籲美國禁用鄰苯二甲酸二丁酯，一些大品牌（如：雅詩蘭黛）也已從產品剔除這種化學物質，這就是告訴你它確實大有問題。可是其他品牌卻仍在繼續使用。

✣ 塑化人生

以指甲油來說，它裡面含有的有毒成分，主要就是甲醛、甲苯和鄰苯二甲酸二丁酯，合稱為「三毒」（Toxic Trio）。

和一般人的認知相反，除了直接加入食物的化學物質之外，美國基本上並未對商品中所含的工業用化學物質加以管制，也沒有法律規定商用化學物質必須通過健康和安全檢測，或是監看人體接觸後的反應。諷刺的是，同樣的化學物質卻被視為汙染物嚴加管制。這些化學物質很少（就算有的話）被測試是否會引起長期的健康問題，如癌症或對生殖系統的毒害。

美國食品藥物管理局說他們沒有管制產品和禁止業者在化妝品中添加化學物質的法定權力。根據在二〇〇〇年九月美國疾病防制中心（CDC）做的一項研究顯示，每位受檢測者的體內都有鄰苯二甲酸二丁酯，其中又以二十到四十歲婦女的含量最高。雖然從塑膠浴簾和兒童塑膠玩具也會接觸到鄰苯二甲酸二丁酯，但美國疾病防制中心從科學的角度認為可能主要是接觸化妝品的緣故。

鄰苯二甲酸二丁酯是一個活生生的恐怖故事！這種會致癌、會造成性別變異（譯註：指裝扮成異性、模仿異性行為舉止）又具有毒性的化學物質，已造成許多實驗室動物的先天性缺陷，尤其會使新生的雄性動物睪丸萎縮，精子數量減少，陰莖構造有缺陷。

清除癌細胞

殺蟲劑與除草劑，讓寵物也受害

在草坪上噴灑殺蟲劑和除草劑後，家中飼養的貓狗踩在上面，便會經由爪子上的皮膚吸收，於是牠們不到六歲便有可能得白血病。我家的貓就是這樣。所以別吃進癌症，更別把癌症放在自己或寵物的皮膚上。你和你養的狗應該要活得健健康康長命百歲才對。

〔結語〕

我的避毒飲食法

當你不知不覺吃下食物中的毒素，或使用含有化學毒素的日常用品，就等於是邀請癌症發動攻勢。本書教你築起防線，使用簡單易懂的方式和用語，教你從日常飲食和皮膚用品濾除常見的化學物質，使科學回歸生活。

我的飲食習慣原本也不算差，只是一段時間下來，一切都在顯示我在許多地方比自以為地更自欺欺人。我做的研究愈多，愈明白自己並沒有身體力行我告訴別人的方法。

我早已停止吃肉，也不碰大部分奶製品。我不太吃甜食，但是吃很多洋芋片，在三明治上加許多美乃滋，還用加工油高溫烹煮一大堆食物。我也察覺到自己吃了很多「無生機食物」，也就是食物烘烤、油炸、燒烤、香煎、煮沸、炭烤或清蒸的時間太久。我把食物煮得喪失了生機。除了沙拉有益健康之外，我對「生機」的食物毫無認識。

當我日復一日起床後仍昏昏欲睡，或者一次又一次在體育館運動或慢跑有氣無力時，這些警訊驚醒了夢中人。一旦知道自己吃下的基改食物有多少，就會理解到應該吃至少百分之七十的全食物或天然食物，這也是認識能量、積極性、免疫力、健康和快樂的時候。

✣ 吃對食物真的比吃藥更有效

將近一百年前，美國醫學會開始刪除美國醫學院的營養學課程。醫師不再了解（也不被允許建議）食療，而助產士、原住民草藥師和自然療法治療師則被醫學期刊稱為「蒙古大夫」。西方醫學很快就認為世上沒有一種食物可以醫治人類，或是療癒疾病和生理失調。事實上只有藥品和疫苗可以宣稱有療效、可以治病，也不會有人對其真實性產生質疑，不論是同儕審核、醫學或科學期刊、科學研究。

現在任何食物、藥草、酊劑（譯註：利用酒精抽取植物精華所製作的液體）或超級食品宣稱有療效都是違法的，而從一九九七年起藥品的電視廣告便可以說它們可治療所有疾病與生理失調，就算有恐怖的副作用，有時甚至會造成內出血、失明、失聰和自殺。

但真相是：大自然能治療一切，並為陽光下的一切提供預防疾病的方法和加強免疫力。營養師和自然療法醫師會成天告訴你，**有機水果和有機蔬菜是治病和活出健康的不二法門。以蔬食為主的飲食習慣幾乎可以治療所有健康問題**，只要用對燃料，身體就會像引擎全開的機器。有了這樣的認知後，就可以向健康自由的自然生活邁進，全身會充滿能量，遠離病痛，無時無刻思路清晰，常保精神，獨立自主又能照顧家庭！別吃進癌症！也別喝下癌症！

想做個健康的有機人，你需要：

閱讀標籤

閱讀與日常食物有關的專業文章，提早做研究。把你覺得有疑慮的食物丟掉吧！用不著因為花了錢就非得把買回來的食物吃掉不可。戒掉有害食物，改吃有機食物就會對身體有益。就長期來看，對食物有所取捨是一種代價，但身體會在短期內就給你回報！

支持對的事

吃天然健康的食物是對的；喝礦泉水是對的；自然療法是正確的。不要掉入大份量食物或吃到飽的飲食陷阱，那會使你的身體機轉變慢，思緒消沈。這是你的人生，所以要謹慎以對活得安全。

清除癌細胞

聰明的「食品營養分析」APP程式為你的飲食把關

想掃除健康飲食的障礙，就要獲得豐富的資訊，包括食物所含的化學物、或是自然療法和營養食品，還有在店家購買商品時的新選擇。智慧型手機應用程式「食品營養分析（Fooducate）」就是你遠離壞食物最好的起點。

只要用手機就可以掃瞄每一種商品的條碼，就能快速得到有關商品的概述，例如，這是基因改造食品嗎？裡面含有麩質嗎？有沒有會引起過敏的成分？你猜怎麼著？如此聰明的智慧手機應用程式面世已有一、兩年了，但是幾乎沒有人知道。

這個APP程式將食物和飲料的分數分成A到D。依照營養、成分和製造過程，共有十個評等：A，A^-，B^+，B，B^-，C^+，C，C^-，D^+，D。如果你不認同評分的結果，它也接受意見回饋。非常貼心吧！網址：http://www.fooducate.com

✣ 果汁和綜合精力湯能健康延壽

以下提供讓青春源源不絕的「自然療法」，你可以把它變成日常養生，身心靈都可以煥發百倍光采。

※高品質特級冷壓初榨橄欖油：當作乳液塗在皮膚上；當作沙拉醬汁使用；已知能降低結腸癌和心臟病的風險。

※有機黑巧克力：能減輕壓力；有助於改善憂鬱症；降低血壓和膽固醇含量。

※有機大蒜：幫助治療咳嗽和感冒；被認為是天然抗生素；改善消化和腸道問題。

※天然肉桂：抗菌和抗黴菌；抑制白血病和淋巴癌細胞增生。

※天然蜂蜜：幫助減重；天然的能量增強劑；有抗氧化和抗菌的特性。

※精力湯：只要花不到美金一百元就可以買一台性能良好的果汁機。

如果喝不慣新鮮蔬菜汁的味道，可以在榨汁時加入蘿蔔、小黃瓜、番薯、約一枚硬幣大小的新鮮薑片，以及現榨萊姆汁，會有令人驚喜的味道。也可以試試看加芹菜、甘藍菜、澳洲青蘋果以增加甜味，當然還可以加檸檬汁。

蔬菜泥也別浪費了，可用以增添菜餚風味，使燉湯更豐富，或和藜麥、洋蔥丁混合，加強食物的味道。

大自然提供無汙染的方式增強血管和免疫系統，讓人能對抗傳染病、壓力、關節炎，甚至延緩老化。如果你覺得這樣還不夠，不妨多研究富含抗氧化劑、酵素、植物營養素的食物，同時務必研究對身體無毒且能破壞自由基的食物。

謝辭

非常感謝我的母親。我和她多年來都會在深夜討論一些事情，一邊喝茶一邊談論人生，以及健康長壽之道。感謝媽媽給我的所有協助與引導，我愛你。那些時光對我來說非常寶貴。

感謝網路：你讓一個有碩士學位的人能夠輕鬆找尋相關的資料、資源，還有可靠的營養師，如麥克．亞當斯（Mike Adams）和大衛．伍爾夫（David Wolfe）。也要謝謝我大學的創意寫作講師科爾曼．巴克斯（Coleman Barks）給我的啟發。

最後，要感謝Köehler Books出版社肯定這本書並且出版它，讓我可以把這個訊息傳給全世界！

身體文化128

別再吃進癌症：拒絕假食物，遠離經皮毒，打造不罹癌的好體質

作　　者—西恩・大衛・科恩
譯　　者—錢基蓮
主　　編—李宜芬
責任編輯—郭香君
執行企劃—張燕宜
企劃助理—石瓊寧
封面、內頁版型設計—比比司設計工作室
內頁排版—李宜芝
董 事 長—趙政岷
總 經 理
總 編 輯—余宜芳
出 版 者—時報文化出版企業股份有限公司
10803台北市和平西路三段二四〇號三樓
發行專線—(〇二)二三〇六—六八四二
讀者服務專線—〇八〇〇—二三一—七〇五
(〇二)二三〇四—七一〇三
讀者服務傳真—(〇二)二三〇四—六八五八
郵撥—一九三四四七二四 時報文化出版公司
信箱—台北郵政七九～九九信箱
時報悅讀網—www.readingtimes.com.tw
法律顧問—理律法律事務所 陳長文律師、李念祖律師
印　　刷—盈昌印刷有限公司
初版一刷—二〇一五年五月十五日
定　　價—新台幣二二〇元
⊙行政院新聞局局版北市業字第八〇號

國家圖書館出版品預行編目資料

別再吃進癌症：拒絕假食物，遠離經皮毒，打造不罹癌的好體質 / 西恩.大衛.科恩 (Sean David Cohen) 著；錢基蓮譯.
-- 初版. -- 臺北市：時報文化, 2015.05
面；　公分

譯自：DON'T EAT CANCER

ISBN 978-957-13-6267-0(平裝)

1.癌症　2.健康飲食

417.8　　104006676

ISBN 978-957-13-6267-0
Printed in Taiwan

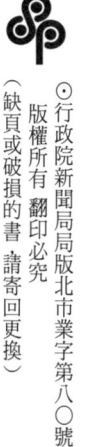